"你应该知道的医学常识"大型医学知识普及系列

总主编 舒志军
周 铭
主 编 陈建华
司静宇

教你识别常见名贵中草药

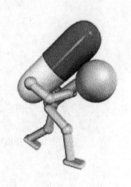

科学出版社

北京

内 容 简 介

本书选取了《中华人民共和国药典》（2015年版，一部）炮制用药中26味常见名贵中草药，并将这26味常见名贵中草药分为补气药、补血药、补阴药、补阳药、其他药五类，从来源、产地、性状、辨别要点、性味与功能、药理作用、用法与用量、保存方法与注意事项等方面介绍这26味常见名贵中草药，并总结其辨别方法。

本书适合对中草药感兴趣的读者阅读，也可供临床医护人员、医学生参考使用。

图书在版编目（CIP）数据

教你识别常见名贵中草药 / 陈建华，司静宇主编.
— 北京：科学出版社，2017.1
（"你应该知道的医学常识"大型医学知识普及系列）
ISBN 978-7-03-050548-4

Ⅰ.①教… Ⅱ.①陈… ②司… Ⅲ.①中草药-图谱
Ⅳ.①R282-64

中国版本图书馆CIP数据核字（2016）第267978号

责任编辑：闵　捷
责任印制：谭宏宇 / 封面设计：殷　靓

科 学 出 版 社 出版
北京东黄城根北街16号
邮政编码：100717
http://www.sciencep.com
南京展望文化发展有限公司排版
虎彩印艺股份有限公司印刷
科学出版社发行　各地新华书店经销
*
2017年1月第 一 版　开本：A5（890×1240）
2018年2月第二次印刷　印张：4 1/4
字数：112 000

定价：20.00元
（如有印装质量问题，我社负责调换）

"你应该知道的医学常识"
大型医学知识普及系列
总编委会

总 主 编

舒志军　周　铭

副总主编

谢春毅　金　琳　舒　勤　李国文

成 员

（按姓氏笔画排序）

王长德	刘剑新	江艳芬	李国文
吴　坚	张启发	张家美	陈建华
金　琳	周　铭	庞　瑜	胡智海
钟　蕙	郭　薇	曹烨民	盛昭园
舒　政	舒　勤	舒志军	谢春毅
蔡　炯	臧金旺	霍莉莉	

《教你识别常见名贵中草药》
编委会

主 编

陈建华　司静宇

副主编

姚佳晨　潘士梅　李国文　臧金旺

编 委

（按姓氏笔画排序）

司静宇　李国文　陈建华　周学春

姚佳晨　原　理　董　云　臧金旺

臧海生　潘士梅

序

我院的中西医结合工作开始于20世纪50年代，兴旺于60年代，发展于80年代，初成于90年代，1994年我院正式被上海市卫生局命名为"上海市中西医结合医院"。如今，上海市中西医结合医院已发展成为一所具有明显特色的三级甲等中西医结合医院、上海中医药大学附属医院。从上海公共租界工部局巡捕医院开始，到如今"精、融、创、和"医院精神的秉持，八十几载传承中，中西医结合人始终将"业贯中西、博采众长、特色创新、精诚奉献"的理念作为自己的服务宗旨。

提倡中西医并重、弘扬中西医文化、普及中医药知识一直是中西医结合人不懈努力的内容，科普读物的编写也是这一内容的重要组成部分。医学科普读物是拉近医护工作者和患者距离的有力工具，通过深入浅出、平实易懂的文字，能够让人们更好地了解医学、理解医生，也能使医生和患者之间的沟通更加顺畅。

本院相关科室医护工作者积极编写了"你应该知道的医学常识"大型医学知识普及系列，通过临床鲜活的病例介绍和医生丰富的经验记录，强调突出中西医结合诊断及治疗特色，着眼于人们的实际需求，为人们提供更具参考性、更为通俗易懂的医学知识，提高人们对医学科学知识的了解。此次"你应该知道的医学常识"大型医学知识普及系列的编写,也是我院在常见病患者及普通人群健康管理方面所做的一次努力。

　　我相信,对于患者、健康关注者还是临床医护人员,这都是一套值得阅读的好书!

徐建军

上海中医药大学附属上海市中西医结合医院院长

2016 年 11 月

前　言

　　名贵中草药是指应用历史悠久、疗效肯定,但资源较少、价格较高的中草药。唐代开元年间的《道藏》将:"霍山石斛、天山雪莲、三两重的人参、百二十年的首乌、花甲之茯苓、苁蓉、深山灵芝、海底珍珠、冬虫夏草"并称为中华九大仙草,并已列入名贵中草药,在治疗、保健中继续发挥着重要作用。

　　随着养生知识的普及,人们保健意识的提高,名贵中草药的价格也水涨船高,许多不法分子借机制假、造假,以牟取暴利,日常生活中各种名贵中草药也是鱼龙混杂,不易识别。

　　本书选取了《中华人民共和国药典》(2015年版,一部)(以下简称《中国药典》)炮制用药中26味常见名贵中草药,并配以北京同仁堂提供的实物照片。

　　本书分为5章:第一章补气药、第二章补血药、第三章补阴药、第四章补阳药、第五章其他药。从来源、形态、产地、药理作用、性味与功能、用法与用量、辨别要点、保存方法与注意事项等方面介绍这26味常见名贵中草药,并总结其辨别方法。

　　本书的编写得到了北京同仁堂的大力支持,他们不吝提供名贵中草药的实物照片,使本书内容得到了极大的提升,在此,表示衷心的感谢!

主编

2016 年 9 月

目 录

第一章 补气药

一、西洋参

·来源·

西洋参为五加科多年生草本植物西洋参的干燥根。

·产地·

全球西洋参主要生产国有加拿大、美国、中国3个国家。原产于美国北部到加拿大南部一带,以威斯康星州为主,中国为栽培品。其中:

1. 加拿大西洋参　主产地为温哥华、多伦多,以栽培西洋参为主,野生西洋参很少,是世界西洋参产量最大的国家,占世界总产量的65%以上。

2. 美国花旗参　产地有威斯康星州、纽约州、肯塔基州等25个州,有野生、半野生(野外撒种、人工控制)、栽培3种,总产量占世界的30%左右。

3. 中国西洋参　为栽培品。全国已经形成西洋参3大产区:即东北产区、华北产区、西北产区。以北京怀柔、吉林靖宇、山东文登等地产品较好。我国只有栽培西洋参,没有野生西洋参和林生西洋参。中国年产成品西洋参约占世界总产量的6%。

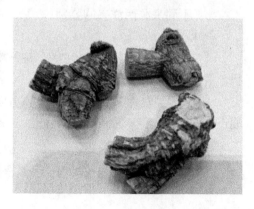

·性状·

1. 原材料　呈纺锤形、圆柱形或圆锥形,长3～12厘米,直径0.8～2厘米;表面浅黄褐色或黄白色,可见横向环纹和线形皮孔状突起,并有细密浅纵皱纹和须根痕;主根中下部有1条以上侧根,多已折断,有的上端有根茎(芦头),环节明显,茎痕(芦碗)圆形或半圆形,具不定根(芋)或已折断;体重,质坚实,不易折断;断面平坦,浅黄白色,略显粉性,皮部可见黄棕色点状树脂道,形成层环纹棕黄色,木部略呈放射状纹理。

2. 饮片　为圆形、类圆形或类长圆形的切片,直径0.5～2厘米,表面浅黄褐色或黄白色,具细密浅纵皱纹。

·辨别要点·

1. 分类鉴别

(1)栽培西洋参和野生西洋参的鉴别:一般栽培西洋参的生长期3～4年;而野生西洋参的生长期10年以上。野生以条匀、质硬、体轻、表面横纹紧密、气清香、味浓者为佳。栽培西洋参以手感重,长3～4.5厘米,直径0.6～1.2厘米,心有菊花横纹者为上乘。一般又以野生者为上品,栽培者次之。

(2)进口西洋参和中国西洋参的鉴别:

1)皱纹:进口西洋参的皱纹不规则,显得粗而深,中国西洋参则表面较光滑,皱纹细而浅。

2)手感:进口西洋参手感较沉,中国西洋参则较轻。

3)香气:进口西洋参往往香气更浓,中国西洋参则淡很多。

(3)不同来源西洋参的鉴别(表1)

2. 真伪鉴别

(1)真品:西洋参片为黄白色,略显粉性,可见一淡棕色环纹及放射状小裂隙,外层有黄棕色小点。质坚,气香而特异,味微苦,回甘。

(2)伪品:参片断面不呈颗粒状,有明显的菊花纹,无明显的棕黄色油点。味苦凉,苦味淡中无苦味等。

·性味与功能·

1. 性味　味甘、微苦,性凉。归心经、肺经、肾经。

2. 功能　补气养阴,清热生津。

表1 不同来源西洋参的鉴别

品 种	辨 别 要 点
进口西洋参	① 甘苦味浓,透喉; ② 表面浅黄色或黄白色,皮纹细腻,有突起的横长皮孔; ③ 主根呈圆形或纺锤形,芦头残存或已除去,残存者,略偏向一侧; ④ 质地饱满而结实,折断面略显角质,皮部与木部或中心常有小裂隙,断面粉白色,皮部可见一棕色形成层环,环内外散有红棕色小点
野生西洋参	① 大致可分为"泡参"(主根)、"剪口"(侧根及碎粒)、"红肉"(参须)三大类; ② 泡参根据大小分为一号、二号、三号、四号等;而同一号泡参又可按质量依次分为"泡面""泡参""泡下"及"长泡"四种; ③ 根据粗细分类可分为野生剪口西洋参及野生西洋参须(即红肉); ④ 野生西洋参环纹细密,色泽灰暗,肉身洁白,比重较轻,参味浓郁
栽培西洋参	① 种植西洋参分为"美国种参"(行内称"纽约参")以及"加拿大种参"两种,外形又可分为"种泡参"(参粗短,整粒参饱满,胀或泡状)及"长枝种参"(参呈圆柱形或成圆锥形单枝、顺直)两种; ② 两地的栽培参又分为"种泡面""种泡二面""枝种参""红肉"(即参须)等; ③ 粉光西洋参的表面比较平滑,没有明显的纹路,质地坚硬; ④ 加拿大西洋参表面淡黄白,竖纹明显,皮肉颜色接近; ⑤ 美国西洋参表面色泽深,纹路细,肉身白色
中国西洋参	① 呈长圆柱形,支条较粗壮、芦头较大; ② 表面较光滑,颜色偏黑,纵纹明显; ③ 仅有苦味,甘味少或无,久嚼有棉絮感; ④ 质地轻而结,似刚出窑的红砖,粉性差,少有裂开的缝隙; ⑤ 生晒参冒充
西洋参	① 味淡带甜或有豆腥味; ② 根茎长圆柱形或纺锤形,芦头多已除去; ③ 表面土黄色或黄白色,皮纹粗糙,横长皮孔粗而短; ④ 质地较脆而疏松,断面平坦,白色或灰白色,显放射状裂隙,皮部红棕色小点不明显
假冒西洋参	体积较细的"种泡面"及"种参二面"常冒充野生泡参在市面出售。将"种泡面"及"种参二面"混入真正的野生西洋参内,鱼目混珠

·药理作用·

西洋参除含有人体必需的16种微量元素和17种以上氨基酸和多糖、多肽及多种维生素等外,还含有西洋参皂苷、挥发油、蛋白质、核酸和微量元素等,这些成分大部分是水溶性物质,能够很好地溶解在水中,从而很好地被人体吸收。西洋参具有抗癌、抗疲劳、抗缺氧、抗辐射、抗衰老、抗动脉粥样硬化、增强记忆力、促进蛋白合成、增强免疫力等多种作用,对冠心病、高血压、贫血、神经官能症、糖尿病等具有很好疗效。

·用法与用量·

1. 茶饮

(1)西洋参3克,麦冬9克,北五味子9粒。开水冲泡代茶饮,每天1剂。可生津润燥。适用于舌燥喉干。

(2)石斛5克,西洋参3克。可益胃生津,滋阴清热,调节肝胃,增强食欲,补气提神,抗疲劳。适用于烟酒过度等人群。

(3)黄芪5克,西洋参3克。可增强人体各项机能,减少受病毒侵犯,预防感冒。适用于气阴两虚及抵抗力低的人群。

(4)西洋参3克,麦冬10克,沸水浸泡,代茶饮。适用于热病气阴两伤,烦热口渴;或老人气阴虚少,咽干口燥,津液不足,舌干少苔。

(5)枸杞子10克,西洋参3克,代茶饮。可补气养阴,寒热平调。适用于长期养生保健。

(6)西洋参5克,菊花5克,代茶饮。可止咳,镇定安眠,解郁。适用于冬季中老年人肺虚久咳。

(7)西洋参片10克,生姜2片,陈皮10克;或西洋参10克,冰糖50克,南杏5克,蜂蜜50克,隔水炖,代茶饮。可生津开胃。

2. 粥类

(1)西洋参麦冬粥:西洋参3克,麦冬10克,大米30克,淡竹叶6克煎水煮粥。可益气养阴、清热和胃。适用于气阴不足之烦躁、口干、气短乏力等症。

(2)西洋参燕麦粥:西洋参末10克,燕麦100克共煮粥;或西洋参片先煎水,再与燕麦片共煮粥。可降血糖,降血脂。

3. 汤类

（1）西洋参5～10克，每天水煎服用，同时把参片最后也吃掉。需长期应用有效。适用于支气管炎、肺气肿人群。

（2）西洋参30克，五味子20克，麦冬20克，炙甘草15克，水煎服。适用于激烈活动后疲劳乏力、口干而渴、出大汗者。

（3）西洋参、白术、云茯苓各10克。水煎服，每天1剂，宜长期坚持。适用于食欲衰退、体倦神疲者。

（4）虫草花10克，西洋参3克，煲汤。可消除疲劳，提神补气，增强、调节人体免疫功能，提高人体抗病能力。

（5）炖排骨：西洋参30克浸泡后，加入猪排骨300克（或鸡1只），煲汤调味。可补中益气。

（6）洋参四喜汤：西洋参约10克，四物1包（川芎、熟地、白芍、当归）约50克，鸡或排骨或牛肉或羊肉适量，煲汤调味。适用于产后妇女、一般体弱者。

（7）炖莲子：洋参10克，莲子（去心）50克，冰糖适量，隔水蒸30分钟即可。可健脾益胃。

（8）炖蜂蜜：西洋参10克，蜂蜜50克，冰糖200克，西洋参加水用文火炖煮，直至有参味即可放凉倒出参汤，再加蜂蜜和冰糖调服。可祛火通便。

（9）炖雪梨：将梨1个去核，切块和5～6片西洋参一起放入炖盅里，加水适量，隔水炖煮15分钟左右即可。可止咳润肺。

（10）炖燕窝：取燕窝、西洋参各5克。将燕窝与西洋参同时放入炖盅内，倒入八成满的开水加盖，隔水炖3小时即可饮服，每天1次。可益肺止咳。

4. 散剂

（1）西洋参50克，三七50克，灵芝100克。共研细末，每服5克，每日早晚各服1次；或三七3克，西洋参3克，吞粉。适用于心脏经脉瘀阻，需通脉养心的冠心病人群。

（2）西洋参、三七各30克，丹参45克，灵芝60～90克。研为细末，密贮于瓶中。每次3克，每天2次，温开水送服。适用于缓解气阴两虚者（伴有心悸、胸痛、气短、口干等症状）。

5. 其他

（1）西洋参8克，龙眼肉30克，白糖20克，放瓷碗内蒸膏服用，每次1匙。适用于产后气血两虚，并且也可以作为气血虚弱、阴液不足衰老症的进补良方。

（2）将西洋参2片咬含在病变牙齿处，疼痛可得缓解。适用于牙龈疼痛。

（3）西洋参龙眼饮：西洋参片3克，龙眼肉30克，冰糖5克，上笼蒸2个小时，至稀膏状，起锅备饮。可益气养血，滋阴安神。适用于气阴两虚、心脾不足所致的心悸失眠多梦、健忘脑衰、面唇淡白等患者。

· **注意事项** ·

（1）不宜与藜芦、萝卜、茶叶、咖啡同用。

（2）婴儿、孕妇、胃有寒湿者忌服，感冒咳嗽期、经期忌服。

（3）忌用五金炊具。

（4）出现西洋参过敏者忌用（水泡、瘙痒、腹痛泄泻）。

（5）西洋参长期大量服用会让人产生依赖，不喝就会觉得没力气、没精神，所以需要适当控制量和服用时间，一般每天1～2片足够了。

· **储藏方式** ·

阴凉干燥处冷藏，密闭，防蛀。

二、人　参

· **来源** ·

人参为五加科植物人参的干燥根及根茎。

· **产地** ·

人参产于吉林、辽宁、黑龙江、河北等地。

（1）野山参：产量稀少，主要分部于长白山区以及小兴安岭地区，以及朝鲜和俄罗斯远东地区。

（2）林下参、园参：主产于我国吉林，辽宁的桓仁、新宾、凤城、铁岭、抚顺等地，黑龙江的铁力、伊春、东宁、牡丹江等地亦产。

· **性状** ·

1. 原材料　主根呈纺锤形或圆柱形，长3～15厘米，直径1～2厘米；或主根多与根茎等长或较短，呈圆柱形、菱角形或人字形，长1~6厘米。表面灰黄色，上部或全体有疏浅断续的粗横纹及明显的纵皱纹，下部有支根2~3条，并着生多数细长的须根，清晰不乱，须根上常有不明显的细小疣状突出；根茎（芦头）长1~4厘米，直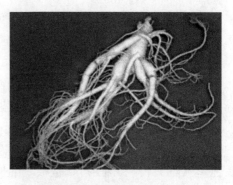

径0.3~1.5厘米，多拘挛而弯曲，具不定根（芋）和稀疏的凹窝状茎痕（芦碗）；不定根较细，多下垂；原药材质地较硬。

2. 饮片 呈圆形或类圆形薄片，外表皮灰黄色。

· **辨别要点** ·

1. 综述 具备芦（头）圆长，皮老黄，纹细密，体形美，鞭条须，珍珠节多等，是罕见的珍品。人参片切面淡黄白色，显粉性，形成层环纹棕黄色，皮部有黄棕色的点状树脂道及放射状裂隙。香气特异，味微苦、甘。人参味很特殊，真品口尝苦中带甜，如果带有麻辣、酸涩味者则为伪品。

2. 分类鉴别

（1）生晒山参：是真品人参形态的代表。

1）主根短粗，具有两条支根呈人字形。根茎细长。稍扭细，称"雁脖芦"。

2）芦上部有较密集茎痕，形似碗状，称"芦碗"。

3）表面灰黄，外表紧，有纵纹。上端有紧密而深陷的环状横状，称"螺旋纹"。

4）主根顶部较宽，称"宽肩膀"。

5）须根少、细长，多为参体的2~3倍，清晰不乱并有明显的疣状突起，称"珍珠疙瘩"。

6）不定根较粗，似枣核，称"枣核芋"。

7）专业术语：既要看清"五形"，又要识别"六体"。

A. 五形：是指须、芦、皮、纹、体。

须：长条须，老而韧，清疏而长，其上缀有小米粒状的小疙瘩称"珍珠点"。色白而嫩脆（俗称水须）者，则不是纯野山参。

芦：芦较长，分为二节芦、三节芦、线芦、雁脖芦。① 二节芦，有马牙芦和圆芦者（所谓马牙芦，是根茎上的茎痕明显，形如马牙状，多在根茎上段；所谓圆芦，是根茎上的茎痕因年久而长平，形如圆柱状）；② 三节芦，有马牙芦、圆芦和堆花芦（所谓堆花芦，是根茎上沿中上段近10年脱落的茎基，芦碗紧密，左右交错，层叠而生，芦碗边缘有明显的枝背，呈缝隙状，层次堆叠，堆积如花状）；③ 线芦，是因年限久远，根茎上的芦碗长平，根茎又细又长；④ 雁脖芦，是根茎细长，稍弯曲，如雁脖状。

皮：皮老者，黄褐色，质地紧密有光泽；皮嫩而白者，则不完全是纯野山参。

纹：在毛根上端肩膀头处，有细密而深的螺丝状横纹；横纹粗糙，浮浅而不连贯者则不是纯野山参。

体：系指毛根。

B. 六体：是指灵、笨、老、嫩、横、顺。

灵：指人参体态玲珑，外形好看，体腿明显可分，腿多具两个，且分叉角度大。按形态分为"菱角体"和"疙瘩体"。

笨：指人参根形挺直，体态笨拙而不美观，即使有两条腿，两者粗细或长短也不匀称。

老：山参皮老，色黄褐，横纹细密而结实。皮嫩色白者不是纯野山参。

嫩：皮色嫩白，横纹粗糙浮浅，须根嫩脆色白易折断者，则不是纯野山参。

横：指人参根粗短，两条腿多向旁伸展者，多为野山参。

顺：指人参根顺理且直，单腿或双腿并拢者，多不是野山参。

（2）园参：外形与野生参基本相同，但因生长期较短，有些特征不太明显，如茎痕、螺旋纹、珍珠疙瘩等。须根较乱。

1）按等级分：

一等山参：主根粗短呈横灵体，支根八字分开俗称武形，五形全美（芦、节、纹、体、须相称）；有元芦；节中间丰满，形似枣核；皮紧细；主根上部横纹密而深；须根清疏而长，质坚韧（俗称皮条须），有明显珍珠疙瘩；表面牙白色或黄白色，断面白色；味甜微苦；每支重100克以上，每克万元，节帽不超过主根重量的25%，无瘢痕。

二等山参：除每支重55克以上,每克几千元,其他特征同一等山参。

三等山参：除每支重32.5克以上,其他特征同一等山参。

四等山参：除每支重20克以上,其他特征同一等山参。

五等山参：除主根呈横灵体或顺体(俗称文形),每支重12.5克以上,节帽不超过主根重量的40%,其他特征同一等山参。

六等山参：除主根呈灵体、顺体或畸形体(俗称笨体),每支重6.5克以上,节帽不大,其他特征同一等山参。

（3）与西洋参对比鉴别（表2）：

表2　与西洋参对比鉴别

品　种	质	断　面	皮　部	切　面	味
进口西洋参	轻而密	平坦,浅黄白色,略显粉性	可见稀疏的黄棕色点状树脂道,形成层环纹棕黄色	平滑光洁密实,呈黄白色,放射纹理清晰,切片迎光看在皮部和木部间有一亮光环,似人民币防伪线,木部放射线也间隔呈透亮射线	微苦而甘。口尝初有轻微的苦味,随后则转为甜味,其参味可维持10分钟之久
国产西洋参(即吉林引种的西洋参)	稍硬、轻而较密	稍平坦,浅黄白色,显粉性	可见明显的黄棕色点状树脂道,形成层环纹棕黄色	较平滑光洁,偶有糙面,呈黄白色,可见放射纹理,切片迎光看无亮光环,偶见木部放射线呈透亮射线	苦而甘,口尝初有明显的苦味,随后则转为甜味,其参味可维持5～8分钟
人　参	脆硬、重而疏	淡黄白色,显粉性	形成层环纹棕黄色,皮部有黄棕色的点状树脂道及放射状裂隙	松泡不平滑,心部或有类针孔样孔或裂隙,放射纹理不明显;切片易裂	微苦微甘。口尝初为苦中带甜并有参味,但是很快转淡,并渐渐消失;其参味仅维持3～5分钟

· **性味与功能** ·

1. 性味　性平、味甘，微苦，微温。归脾、肺、心经。

2. 功能　大补元气，复脉固脱，补脾益肺，生津养血，安神益智。

· **药理作用** ·

人参有兴奋与抑制中枢神经系统、改善学习记忆、抗休克、强心、抗心肌缺血、抑制血小板聚集、促进纤维蛋白溶解、增强机体抗应激能力、提高机体免疫功能、延缓衰老、改善心脏功能、调节糖代谢、促进蛋白质合成、降血脂、抗动脉粥样硬化、抗肿瘤、抗氧化以及使促性腺激素释放增加等作用。药理活性常因机体机能状态不同呈双向作用，是"适应原"样作用的典型代表药。"适应原"是指能够加强人体的适应性，增强人体对物理、化学、生物等有害刺激或损伤的抵抗力。这些有害刺激或损伤是一些外来的，人体对它们没有特定的免疫力。但是人参可以促使人体产生特定的免疫力，使紊乱的机能恢复正常的作用。人参具备这样的作用，称为"适应原"样作用。

· **用法与用量** ·

1. 茶饮　人参5克，麦冬10～15克；或另加五味子5克，作茶饮。适用于全身怕冷、四肢不温、大便干燥秘结、口苦口干等寒热夹杂人群。

2. 粥类

（1）人参大枣补血粥：人参6克，大枣15枚，米30克，煮粥调味。适用于气虚月经先期，量多色淡、质稀，神疲乏力等症。

（2）参苓粥：人参10克，白茯苓（去黑皮）10克，粳米100克，生姜10克，食盐少许煮粥调味，空腹食用。可健脾益气，补虚。适用于虚羸少气、胃气不和、不思饮食、日渐消瘦者。

（3）人参粥：大枣20克，栗子30克，水参1支，枸杞子15克，煮粥调味。可补气养血，补元，护心。适用于脾虚血弱、元气不足者。

3. 汤类

（1）人参10克，白术10克，茯苓8克，甘草3克，生姜3片，大枣1枚，水煎服。适用于重病、久病后体力恢复。

（2）大剂量的山参（15～50克）煎服或炖服。适用于心源性休克的急救。

4. 其他

（1）日常用法：人参3～9克，煎汤服用，隔水蒸服（灵活易配搭），切片泡茶，切片含服（方便），研粉吞服（效果好）。适用于大病之后，邪气已去，需补益身体者；妇女崩漏、小儿慢惊及久虚不复，一切气血津液不足者。

（2）清蒸人参鸡：人参15克，母鸡1只，火腿10克，水发玉兰片10克，水发香菇15克，蒸熟调味。可以补气安神。适用于劳伤、食少、健忘、眩晕、气血津液不足等患者。

（3）人参汤圆：人参粉5克，玫瑰蜜15克，樱桃、蜜黑、芝麻各30克，白糖150克，鸡油30克，面粉15克，糯米粉500克，做成汤圆食用。可补中益气，安神强心。适用于脾虚泄泻、心悸自汗、倦怠乏力等症。

（4）人参炖猪肘：人参10克，猪肘500克，料酒10克，盐5克，味精3克，胡椒粉3克，姜5克，葱10克，煲汤调味。可补元气，益气血。适用于体虚羸瘦，面色萎黄，四肢厥冷，腰膝酸软等症。

· **注意事项** ·

（1）强烈过敏体质者若服参后出现皮疹，则不可用；有化脓性发炎时更不可服用。

（2）高血压患者属肝阳上亢者，服后易引起脑血管意外。虚寒的高血压病患可用人参，但用量宜少，当收缩压大于180毫米汞柱时，无论哪一类型患者均不宜服用人参。

（3）感冒发热时，一般不宜服用人参。因发烧时心悸剧烈，服用人参会提高血循环，使心悸更甚而使病情加重。

（4）因突然气壅而得喘证；或因燥热引起咽喉干燥，一时冲动引发吐血、流鼻血等患者忌用人参。

（5）湿热壅滞导致的水肿，服参后水肿更甚。这是因为人参有抗利尿作用。另外，肾功能不全伴尿少者亦慎用。

（6）失眠、烦躁属实证者不宜服用人参，否则睡眠更差。

（7）凡气盛、身热、脉滑实有力，大小便不通而实热者均不宜服用人参。

（8）食用过程中一定要循序渐进，由少到多。

（9）忌饮茶。

（10）忌用五金炊具。

（11）人参忌与葡萄、海味同吃。

（12）畏五灵脂,反藜芦,禁与萝卜同食。

（13）癌症患者遵医嘱。

（14）不宜与下列西药合用：

1）不宜与普鲁苯辛、阿托品、苯丙酸诺龙并用,否则可能导致声音嘶哑、咽喉干燥等现象。

2）不宜与强心苷类为伍,以免引起强心苷中毒。

3）人参可提高兴奋性,降低麻醉药的作用时间,故不宜与普鲁卡因、氯仿等麻醉剂同用。

4）人参不宜与酸性西药合用,以免降低疗效。

· **储藏方式** ·

1. 低温保存法　将干透的参用塑料袋装好,放入冰箱冷藏柜内。一方面可以防参在冰箱内受潮,另一方面可以避免冰箱内物品串味,或药味走失。如参未干,应先干燥后再放入冷藏柜内。

2. 干燥保管法　在可密闭的缸、筒、盒的底部放适量的干燥剂,如生石灰、木炭、硅胶等,使保存环境干燥。再将参用纸包好放入,加盖密闭,可防虫蛀、霉变。应保证干燥剂不会与参直接接触。

3. 阳光暴晒法　对于已生虫的参也不要丢弃,可以先轻轻敲打以除去虫卵、虫尿及虫体,再置阳光下暴晒或50℃烘烤,以杀死虫卵和虫体。

4. 常规保存法　对确已干透的参,可用塑料袋密封以隔绝空气,置阴凉处保存即可。防走味串味的话用深棕色玻璃瓶为最合适容器,瓶盖垫用胶皮内垫可很好防潮,瓶内放入适量干燥剂。

5. 花椒防虫法　在放人参的容器内放入先前先放置花椒袋,然后盖紧内容盖子,来达到防虫的目的。

6. 鲜品保存法　主要包括苔藓保存、沙内保存及纸盒内保存。

（1）苔藓保存：适用于阴凉处大量保存人参。将人参和苔藓以层层间隔的方式放入箱子或者容器内,喷洒充分的水分,可保存1周。

（2）沙内保存：适用于秋季长期保存人参。适当的湿润沙子，将人参一层一层的埋在干净的沙堆里，可保存1个月以上。

（3）纸盒内保存：适用于秋冬季保存人参。将人参放入用马粪纸做的纸盒内，存放在没有多大气候变化的仓库或者是地下室内，可以从秋季保存到冬季。

三、灵 芝

·来源·

灵芝为多孔菌科真菌赤芝或紫芝的干燥子实体。

·产地·

灵芝产于华东地区、西南地区、广西壮族自治区及河北、山西、江西等地；紫芝产于浙江、江西、湖南、广西壮族自治区等地，产地以长白山赤灵芝尤为著名。

·形态·

为不规则形的切片，大小不一，表面黄褐色至红褐色或紫黑色，具光泽，有的被有粉尘样的黄褐色孢子。

·辨别要点·

1. 综述 切面疏松，菌肉白色至淡棕色或锈褐色；体轻，质软；气微香，味苦，涩；品质好的灵芝一般柄短，肉厚，菌盖的背部或者底部用放大镜观察，可以看到管孔部位，呈淡黄或者金黄色者往往为最佳，而呈白色者往往次之，呈灰白色而且管孔较大者则质量最次，因为这种灵芝子实体的营养已大量转化为孢子粉喷射完毕，其药力也大打折扣。

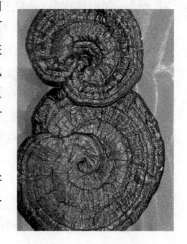

2. 分类鉴别

（1）古代分类：除在我国第一部药物著作《神农本草经》中记载，灵芝可根据颜色分为紫、赤、青、黄、黑、白这六种外，还有云芝。

（2）真品灵芝：

1）外形呈伞状，菌盖一般为木栓质，呈菌盖肾形、半圆形或近圆形，宽12～20厘米，厚约2厘米，皮壳坚硬，最初一般为黄色，而后逐渐变为红褐色，且有光泽，具有环状棱纹和辐射状皱纹，边缘薄而平截，常稍内卷。

2）菌盖下表面菌肉白色至浅棕色，由无数菌管构成。

3）菌柄圆柱形，侧生，少偏生，长7～15厘米，直径1～3.5厘米，红褐色或者紫褐色，有漆样的光泽。

4）菌管内有多数孢子。孢子细小，黄褐色。气微香，味苦涩。

5）真品紫芝：

A. 又名木芝，外观呈半圆形或肾形，菌盖木栓质，有柄，高和宽约17厘米，柄侧生，形长。

B. 菌盖及菌柄均有黑色皮壳，表面有漆样光泽，并有环状棱纹和辐射状皱纹。

C. 菌肉锈褐色，菌管硬，与菌肉同色；管口圆，色与菌管相似。

D. 孢子褐色，卵形，内壁具显著小疣；闻之气微香，口尝味苦涩。

6）真品赤芝和紫芝：

A. 赤芝外观形状与紫芝相似，唯有菌盖皮壳黄色至红褐色，菌柄紫褐色，菌肉近白色至淡褐色，菌管管口初期白色，后期转为褐色。

B. 紫芝赤芝的区别是紫芝菌盖与菌柄的皮壳呈紫黑色或黑色，有漆样光泽。菌肉锈褐色，菌柄长17～23厘米。

（3）野生灵芝和人工栽培灵芝：

1）人工栽培的灵芝为棕色实体。在色泽、形状、大小都比较统一、有规则。菌盖肾形、半圆形或近圆形；盖面黄褐色至红褐色；盖缘为淡黄褐色，有同心环带和环沟，并有纵皱纹；表面有光泽。

2）在色泽上野生或者仿野生环境下生长的灵芝不统一，多为褐黑色，形状大小不一，表面没有明显光泽，但是是一种自然的光泽，会有虫咬损噬痕迹。味道很苦。

3）手眼鉴别：

A. 用手摸：

表面：① 直接按灵芝表面，如果很轻易地能够按进去，那就是人工栽培灵芝,因为人工栽培的灵芝生长期短,子实体质地比较松;② 野生灵芝长期在野外生长,质地很硬,一般用手是按不进去的。

茎部:① 野生灵芝茎比较光滑,手触摸起来感觉就像涂了光油一样油滑;② 人工栽培灵芝茎手触摸起来感觉比较粗糙。

B. 用眼检查:

表面:① 野生灵芝野外生长环境不尽相同,因此每个灵芝的差异比较大,表面不光滑,看上去又黑又老,常有虫蛀的现象;② 人工栽培灵芝由于生长环境相同,长得都差不多,表面光亮、棕色。

茎部:直径8厘米的野生灵芝,茎一般长10厘米左右;人工栽培灵芝茎比较短。

根部:① 野生灵芝根部往往沾泥,或是沾黑色的腐木根;8厘米以下(小朵)的野生灵芝,菌面边缘通常呈黄色环形(那是因为生长期还不足就被摘下来了),中间深黑色,有亮泽;8厘米以上的野生灵芝,全朵菌面呈黑色(因为生长期足够长了);② 人工栽培灵芝根部是没有沾泥或腐木根的,8厘米以上的,边缘也常有一轮黄色(中间呈黑色),而野生的则没有这种现象。

(4)区分灵芝是否蒸过:

1)表面上看,蒸过的野生灵芝与一般野生灵芝无异,但仔细观察,蒸过的灵芝,表面较干净,无光泽,茎或菌面较油腻,手触摸有"黏""油"的感觉。

2)未蒸过的野生灵芝,表面通常沾有泥尘,比较有光泽,手触摸光滑,无沾黏感。

· **性味与功能** ·

1. **性味**　味甘,性平。归心、肺、肝、肾经。

2. **功能**　补气安神,止咳平喘。

· **药理作用** ·

灵芝含有麦角甾醇、真菌溶菌酶、酸性蛋白酶、氨基酸、多肽、糖类等。其可增强人体免疫力、调节血糖、降低血脂、控制血压、保肝护肝、改善贫血、缓解痛风、美容祛斑、润肠通便、抗氧化、促进睡眠、止咳平喘、延缓衰老等,还可用于抗肿瘤,辅助肿瘤放疗、化疗。

·用法与用量·

1. 茶饮

（1）灵芝片泡水。每天3次，每次1片（0.5克），15～30天开始见效。可提高免疫力，强身健体。适用于慢性支气管炎。

（2）灵芝蜜茶：灵芝15～20克，大枣60克，水煎后加蜂蜜4克。久服可提高机体免疫力，并抑制癌细胞生长。

2. 粥类　灵芝麦片粥：灵芝10克，粉碎；小麦片50克，同煮粥，加白糖1匙。适用于治神经衰弱、夜不安眠症。

3. 汤类

（1）灵芝莲心百合瘦肉汤：灵芝6克，莲子30克，百合30克，瘦肉200克。可安神健脾，清肺燥，止干咳。适用于阴虚咳嗽或肺结核患者，可常服。

（2）灵芝莲子清鸡汤：灵芝6克，莲子50克，陈皮20克，鸡1只。可健脾开胃，补益身体。适用于病后体虚；产后、手术后，脾胃虚弱，血气不足，头晕眼花。

（3）灵芝薄荷饮：灵芝2克，薄荷、谷芽各5克，白糖25克（有糖尿病者可不加），水250毫升。灵芝洗净切片，薄荷切节，谷芽炒香与灵芝加水和白糖煮熟至汤浓，下薄荷煎熬10分钟即成。味清香怡人。可补脑益智，适用于夏季。

（4）灵芝黄芪汤：灵芝15克，黄芪20克，黄精15克，鸡血藤15克，炖服。适用于白细胞减少症。

（5）灵芝蹄筋汤：灵芝15克，黄芪18克，猪（牛）蹄筋100克，共煮食用。适用于白细胞减少症。

（6）灵芝10～15克，煎汤，2～3次喝完即可。可安胎，镇静，提高免疫力。注意在妊娠晚期就不要再喝了，容易加重胎热，导致上火。

4. 酒类

（1）灵芝白酒：灵芝30克，切碎置瓶中，加白酒500毫升，封口浸泡7天。每天2次，每次10～20毫升。适用于神经衰弱、失眠、消化不良、咳嗽气喘、老年性支气管炎等症。

（2）灵芝黄酒：灵芝片40克，加500毫升黄酒浸10天后。每天2次，每次30毫升。适用于积年胃病。

· **注意事项** ·

（1）灵芝畏扁青、茵陈。

（2）灵芝过敏者忌用。

（3）手术前、后1周内，或正在大出血的患者忌用。

（4）个别人出现轻微不适反应停用后一般可自行消失，严重者可暂停服用。

· **储藏方式** ·

阴凉干燥处冷藏。

四、红参（高丽红参）

· **来源** ·

1. 红参　为五加科植物人参的栽培品经蒸制后的干燥根及根茎。主要由中国东北地区产的水参加工而成。

2. 高丽红参　为五加科植物人参带根茎的根，经加工蒸制而成。主要由朝鲜半岛产的水参加工而成。

· **产地** ·

红参主产于吉林、辽宁、黑龙江等地；高丽红参主产于朝鲜半岛。

· **形态** ·

1. 原药材

（1）红参：

1）主根呈纺锤形或圆柱形，长3～10厘米，直径1～2厘米。

2）表面半透明，红棕色，偶有不透明的暗黄褐色斑块，具纵沟、皱纹及细根痕。上部有断续的不明显环纹；下部有2～3条扭曲交叉的支根，并带弯曲的须根或仅具须根残迹。

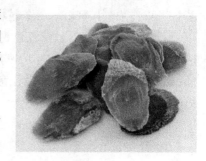

3）根茎（芦头）长1～2厘米，上有数个凹窝状茎痕（芦碗），有的带有1～

2条完整或折断的不定根（苄）。

4）质硬而脆,断面平坦,角质样。气微香而特异。

（2）高丽红参:

1）呈长柱状,上半部均压制成不规则的方柱形,长7~16厘米,直径1~2厘米。

2）表面有红棕色至深红棕色,有光泽,略透明,皮细腻显油润。

3）根茎（参芦）短而粗凹窝状,有的具两个参芦,参芦的茎痕（芦碗）大,略似碗状。根的上部有横环纹;中下部有纵皱和少数浅纵沟;底端下部支根（参腿）1~3支,稀有4支,较粗。

4）质硬,不易折断,断面较平坦,红棕色,有光泽,呈角质,形成层色淡。

2. 饮片 为类圆形或圆形薄片,直径0.5~2厘米。

·辨别要点·

1. 综述 切面角质样,半透明,红棕色或深红色,具一个环纹,有时可见放射状纹理及裂隙。质地较硬。

2. 分类鉴别

（1）红参:长8~18厘米。表面棕红色,半透明,有大纵皱纹,环纹不明显。有枝根痕,根茎上部土黄色,顶端有芦碗,习称"油盏头"。质坚,体重且脆。

（2）高丽红参:

1）参体粗壮,边缘整齐,质坚且硬,表面有顺纹,支根多弯曲交叉,呈棕红色,稍有香气,味甘微苦。

2）上等的高丽红参表面有蟋蟀纹,质硬,断面呈镜面光泽（有菊花芯）,气味香浓,甘苦味浓,参条越粗的质量越好。

3）真品高丽红参呈棕红色,主根、支根、须根生长较好,并且均匀发达。其头部丰满发达,切开后密度高有韧性,形态明确,香味也比较浓郁;而假的头部干瘪,切开后松散易碰断,不仅没有固定形态而且香味很淡。

（3）等级区分:

1）红参:无等级区分。

2）高丽红参：高丽红参按其粗细、外形、光泽好坏等分为天字参、地字参、良字参、切参、尾参五个品级。

A."天"参是红参中品质最好的，内部组织致密，外形好。

B."地"参次于天参。

C."良参"次于地参。

D."切"参是将人参的参体（主根）截成两部分制成的。

E."尾"参由主根之外的支根、须根制成的红参，可进一步分为大尾、中尾、小尾。

备注：高丽红参规格划分延续古代司马称，也叫十六金星称，即古代的一斤折合现在1.2市斤，也就是600克。即600（克）/16两=37.5（克）=1两。

（4）区分特征：

1）如果芦头上的"芦碗"不是6个，而是少于6个，是国产红参，而非进口高丽红参。

2）进口的高丽红参，色泽酱红，表皮坚实，少有褶皱，呈压缩的四棱柱形。其中天、地两个等级的高丽红参会有两条腿的分支，修剪非常齐整；人、良两个等级要求则没那么严格。另外，在强光的透视下，真正的高丽红参是完全半透明的，其中少有或根本没有不透明的结节。而如果以上色泽方面有差异，可以肯定为国产红参。

3. 真伪鉴别

（1）伪品红参：表面栓皮大部分已除去，呈棕褐色，半透明状，表面可见明显的纵皱及残留的栓皮；质坚实，难折断，断面有木部隆起，形成数个突起的同心性环纹；闻之气微，口尝味甘淡，久嚼有麻舌感。

（2）真品高丽红参有3个较为显著特征供可辨别真伪。①"马蹄芦"，指双芦头者，状如马蹄，其顶端有短而且粗的芦头，芦碗明显而且大，双芦称"蝴蝶芦"，这是上等高丽参的标志之一，纵观两面与肩齐平，高丽参的芦头较国产参的坚硬，不易脱落；②"将军肩"，是指身段上部与芦头同宽，并且芦头以下至下身部分较国产红参宽；③"着黄袍"，意为主根的上部具有密集、细致、均匀的黄色细点，外表皮颜色呈黄色，也称之为黄马褂。表面不能有伤痕，外皮要腻滑，须根部分清晰分明。以上特征是伪品高丽参表面所不具备的。

·性味与功能·

1. 红参

（1）性味：味甘、微苦，性温。归脾经、肺经、心经。

（2）功能：大补元气，复脉固脱，益气摄血。

2. 高丽红参　同"红参"。

·药理作用·

1. 红参　能调节神经、心血管及内分泌系统，促进机体物质代谢及蛋白质和RNA、DNA的合成，提高脑、体力活动能力和免疫功能，降血糖、改善贫血，抗氧化，增强抗应激，抗疲劳，抗肿瘤，抗衰老，抗辐射等作用。

2. 高丽红参　在预防糖尿病、动脉硬化、高血压等方面有明显效果，还可以防癌、抗癌、控制疾病、促进血液循环、防止疲劳、增强免疫力、镇痛、降糖、保肝、抗衰老等。

·用法与用量·

1. 汤类

（1）红参：

1）红参熟地汤：红参10克，熟地黄30克，黄芪25克，白术15克，巴戟天15克，山茱萸10克，柏子仁10克，五味子5克，远志5克，肉桂5克，枸杞子15克，乌药15克。水煎服，每天1剂，早晚分服，1周为1疗程。适用于老年人阳痿。

2）红参白鸽汤：鸽子1只，红枣2颗，红参2克，味精、盐各少许，生姜1小片，煲汤调味。可大补元气，温中补脾，健胃轻身，养血安神；也可运化五脏六腑，促进新陈代谢。

（2）高丽红参：

1）高丽红参乌鸡汤：乌鸡1只，高丽红参5克，当归20克，桂圆2颗，枸杞子15粒，红枣5颗，生姜5片，盐、香菜适量，煲汤调味。可补血调经。适用于贫血、神疲体倦、腰膝疲软、月经不调的人；同时也能改善人的记忆力，并适合阳痿、遗精的人饮用。

2）高丽红参猪心汤：猪心500克，高丽红参50克，枸杞子50克，盐4克，煲汤调味。可养心安神。

3）高丽红参腰子汤：高丽红参25克，当归20克，猪腰子2个，生姜、食盐、味精适量。可补心肾。适用于心衰肾虚、自汗等症。

4）丽燕汤：燕窝1盏，高丽红参3片。先将高丽红参煮水30分钟，燕窝发好，将燕窝与高丽红参水放入炖盅中，隔水蒸25分钟，加适量冰糖炖5分钟，再焖5分钟，迅速出锅。可美容养颜，补气提神。

2. 粥类　红参圆肉粥：红参10克（切片），桂圆肉15克，粳米100克，同煮粥食用。适用于缺铁性贫血脾气虚弱型（面色萎黄或苍白、神疲乏力、纳少便溏，舌质淡红，苔薄腻，脉细）。

3. 酒类　枸杞红参酒：枸杞子80克，熟地黄60克，红参15克，首乌50克，茯苓20克，白酒1 000毫升，共研为粗末，入布袋，置容器中，加入白酒，密封，隔天振摇1次，浸泡14天后，即可取用，每次服20毫升，每天2次。适用于身体虚弱、耳鸣、目花等症。

· 注意事项 ·

（1）不适宜生长发育期的青少年，会导致早熟。

（2）心脏病和高血压患者在服用前，要在医师的指导下服用。

（3）红参（高丽红参）不宜与寒凉的食物同用，如萝卜、香蕉、芥菜、冬瓜、藜芦同用。

（4）服用红参（高丽红参）的时间宜在早上或中午，不宜在睡前，否则会因兴奋影响睡眠。

（5）阴虚火旺，脑出血患者、脾气暴躁而面色发红者、发热者慎服。

（6）忌用五金炊具。

· 储藏方式 ·

1. 红参　阴凉干燥处冷藏。

2. 高丽红参

（1）一般不易被虫蛀，但必须保持干燥，应及时晒干，并要盖上白纸，以免变色，为防止受潮，应收藏在木盒或瓷瓶内密封储存，并可保持原来的色泽和不流失营养。

（2）逢梅雨季节，最好放在冰箱中冷藏，也可贮存在生石灰缸中，但不得与生石灰直接接触，生石灰也不宜放的过多（约占容器的1/4即可）。

（3）高丽红参如果是整枝的，在食用时可以用微波炉加热变软后，用刀切片食用和储存。

（4）与空气隔绝，晾干密封，防潮防虫。高丽红参储藏期一般为5～10年；方法得当，可保存10年以上，药效成分几乎无异。

五、川 贝 母

·来源·

川贝母*为百合科植物川贝母、暗紫贝母、甘肃贝母、梭砂贝母的干燥鳞茎。前三种按性状不同分别习称为"松贝"和"青贝"，后者习称"炉贝"。

·产地·

贝母按产地和品种的不同，可分为川贝母、浙贝母和土贝母、伊贝母四大类。仅川贝母分为松贝、青贝、炉贝和栽培品等。

1. 川贝母

（1）川贝母：主产于四川、西藏自治区、云南等地，是商品川贝母的主要来源之一。

（2）暗紫贝母：主产于四川阿坝、青海等地。

（3）甘肃贝母：主产于甘肃、青海、四川等省。

（4）炉贝母：主产于西藏自治区及云南、四川、青海等地。

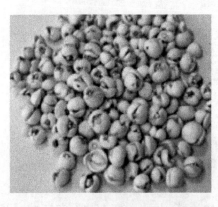

（5）太白贝母：主产于重庆、湖北、四川、陕西等地为栽培品。

（6）瓦布贝母主产于四川阿坝，为栽培品。

2. 浙贝母 主产于浙江、江苏、安徽等地。

3. 土贝母 主产于河北、陕西、山西等地。

4. 伊贝母 主要生长在天山

---

* 在古代川贝母虽不列为名贵中草药，但现代社会其价格及价值已超越人参、西洋参等名贵中草药，且伪品甚多，故本书将其列入。

北部的伊犁哈萨克自治州、塔城地区、博尔塔拉蒙古自治州一带的山地。

·性状·

类圆形或肾形,细条形或不规则的切片,直径0.3～2.5厘米。

·辨别要点·

1. 综述 表面类白色至淡棕黄色,有的可见棕褐色基部和稍尖的顶端。切面类白色,粉性,有的可见中间微凹的长条形浅槽。以质坚实、粉性足、色白者为佳。

2. 分类鉴别

(1) 川贝母:

1) 分类:

A. 集散于四川松潘县附近,称为松贝。

B. 集散于四川青川县附近,称为青贝。

C. 集散于打剑炉,称为炉贝。

2) 川贝母鉴别:见表3。

表3 川贝母鉴别

种 类	辨 别 要 点
松 贝	① 呈类圆锥形或近球形,高0.3～0.8厘米,直径0.3～0.9厘米。表面类白色; ② 外层鳞叶2瓣,大小悬殊,大瓣紧抱小瓣,未抱部分呈新月形,习称"怀中抱月"; ③ 顶部闭合,内有类圆柱形,顶端稍尖的心芽和小鳞叶1～2枚; ④ 先端钝圆或稍尖,底部平,微凹入,中心有一灰褐色的鳞茎盘,偶有残存须根; ⑤ 质硬而脆,断面白色,富粉性。气微,味微苦; ⑥ 以产自四川松潘县的松贝质量最好。这种松贝颜色雪白,外观圆净,民间将其形容为"怀中抱月,菩萨打坐",又称为珍珠贝; ⑦ 松贝是越小越好,一般50克松贝有240粒以上且无黄贝、油贝、碎贝、破贝者为一等品;每50克松贝在20粒以内,间有黄贝、油贝、碎贝、破贝者为二等品,以产于四川等地的青贝为例,一般50克有190粒以上;炉贝、湖北大贝等虽然形状较大,但质地却很普通; ⑧ 松贝颜色不能选择太白的,松贝的天然颜色应该是略带微黄色

续　表

种　类	辨　别　要　点
青　贝	① 呈类扁球形或圆锥形、卵圆形,高0.4～1.4厘米,直径0.4～1.6厘米。表面淡黄白色; ② 外层鳞叶2瓣,大小相近,相对抱合; ③ 顶部开裂,内有心芽和小鳞叶2～3枚及细圆柱形的残茎,基部较平或圆形; ④ 其中每50克在190粒以外,对开瓣不超过20%,无黄贝、油贝、碎贝者为一等品;每50克在130粒以外,对开瓣不超过25%,花油贝、花黄贝不超过5%,无全黄贝、油贝、碎贝者为二等品;每50克在100粒以外,对开瓣不超过30%,油贝、黄贝、碎贝不超过5%者为三等品;大小粒不分,间有油贝、碎贝、黄贝者为四等品
炉　贝	① 呈长圆锥形或卵状圆锥形、长卵圆形,高0.7～2.5厘米,直径0.5～2.5厘米。表面类白色或浅棕黄色,有的具棕色斑点; ② 外层鳞叶2瓣,似马牙,大小相近; ③ 顶部开裂或略尖,基部稍尖或较钝; ④ 表面白色,大小粒不分,间有油贝、白色碎瓣者为一等品;表面黄白色或淡棕色,有的具棕色斑点者为二等品
栽培品	① 呈类扁球形或短圆柱形,高0.5～2厘米,直径1～2.5厘米。表面类白色或浅棕黄色,稍粗糙,有的具浅黄色斑点; ② 外层鳞叶2瓣,大小相近; ③ 顶部多开裂而较平

（2）浙贝母：为百合科植物浙贝母的干燥鳞茎。大者除去芯芽,习称"大贝"；小者不去芯芽,习称"珠贝"。

1）大贝：为鳞茎外层的单瓣鳞叶,略呈新月形,高1～2厘米,直径2～3.5厘米。外表面类白色至淡黄色,内表面白色或淡棕色,被有白色粉末。质硬而脆,易折断,断面白色至黄白色,富粉性。气微,味微苦。

2）珠贝：为完整的鳞茎,呈扁圆形,高1～1.5厘米,直径1～2.5厘米。表面类白色,外层鳞叶2瓣,肥厚,略似肾形,互相抱合,内有小鳞叶2～3枚及干缩的残茎。

（3）土贝母：

1）为葫芦科植物土贝母的干燥块茎。为不规则的块,大小不等。表面淡红棕色或暗棕色,凹凸不平。

2)质坚硬,不易折断,断面角质样,光亮而平滑。气微,味微苦。

(4)伊贝母:

1)为百合科植物新疆贝母或伊犁贝母的干燥鳞茎。

2)外层有2瓣月牙形鳞叶,肥而厚,大小相近而紧靠。

3)顶端平展开裂,底部圆钝,里有较大各1枚的鳞片及残茎、心芽,质硬而脆,气微、味微苦。

3.真伪鉴别

目前市场上常见伪品有多种,下述最简单且实用的鉴别方法。

(1)比味道:① 真品川贝母(松贝、青贝和炉贝),均呈类白色,粉性足,味微苦(将川贝母嚼碎咽下,在舌根部位有苦味)、无酸味;② 伪品是用同科的其他贝母代用,如平贝母、小浙贝母、东贝母、伊贝母等,这些贝母在冒充川贝母出售时,大多经过处理,一般是用硫黄熏蒸,而经硫黄熏蒸过的贝母外观大都呈白色或黄白色,味苦、酸。

(2)比价格:由于用量大,现在市场上货源紧缺,川贝母的价格连年上涨,当前的零售价大约每克2元,如果每克在1元以下,可能为伪品。

· **性味与功能** ·

1.性味 味苦、甘,性微寒。归肺、心经。

2.功能 清热润肺,化痰止咳,散结消痈。

· **药理作用** ·

贝母含有多种生物碱。贝母总生物碱及非生物碱部分,均有镇咳作用。贝母总碱有抗溃疡作用。川贝碱、西贝碱有降压作用。除此之外,贝母还可以松弛肠道肌肉、兴奋子宫及升高血糖等作用。

· **用法与用量** ·

1.粥类

(1)鱼腥草川贝母粥:鲜鱼腥草30克,大米150克,川贝母10克,冰糖25克,煮粥调味。可清热消肿,生津止渴。适用于肺炎。

(2)白芨川贝母粥:白及、川贝母粉各5~10克,粳米100克,砂糖适量。待粥熟时,调入白及粉、川贝母粉、砂糖,再煮2~3沸即可。可润肺养胃,化痰止咳。适用于肺虚气弱、肺结核。

2. 汤类

（1）川贝雪梨汤：

1）雪梨1个，川贝母末约3克，蜜糖适量，放在水里一起煮，煮30～40分钟即可。把梨和汤一起喝了，最好加点冰糖或者蜂蜜。适用于润肺止咳化痰。

2）将整个梨子做成一个梨盅，加川贝母3克，加冰糖、水，隔水蒸30分钟即可。适用于润肺止咳。

（2）川贝母3克，百合15克，陈皮6克，梨子1个，冰塘适量，放进锅中炖约2小时，起锅前加入冰塘即成。适用于清热化痰，润肺止咳。

（3）川贝母雪梨猪肺汤：猪肺半个，川贝母15个，雪梨4个，煲2～3小时，调味。可润肺化痰止咳。适用于燥热伤肺，症见咳嗽痰稠，咯痰不易，咽干口渴；亦适用于上呼吸道感染、支气管炎等属肺燥者。

（4）雪梨炖罗汉果川贝母：雪梨150克，罗汉果50克，川贝母20克，冰糖少许，蜂蜜20克，隔水蒸1小时即可。可润肺凉心，消痰降火，解除疮毒，降低血压，清热镇静，清肺止咳，润肠通便。适用于气管、咽喉等病，尤其适用于肠炎、便秘、痔疮的治疗。

（5）桂枝川贝母蒸梨：桂枝12克，川贝母12克，炙苏子12克，雪梨或水晶梨2个，冰糖20克，隔水蒸30分钟即可。可温肺祛痰，止咳平喘。适用于饮邪恋肺患者食用。

（6）川贝母罗汉果：川贝母15克，冰糖30克，罗汉果40克，煮20分钟，加入冰糖即成。可润肺止咳、清肺润喉。适用于治肺热咳嗽、便秘、支气管炎、喉痛声嘶。

（7）川贝母冰糖柿子：川贝母10克，柿子2个，冰糖45克（柿子可用柚子肉50克，杏50克，脐橙50克，鸭梨50克中任何一种代替），蒸笼内蒸25分钟即成。可润肺止咳，清热解渴。适用于治肺燥咳嗽，咽喉肿痛，咳嗽痰多，口干吐血。

（8）川贝母（去心，麸炒）50克，甘草（炙）0.37克，以上二味中药混合捣碎为散，如2～3岁儿，每1钱匕，水七分煎至四分，去滓入牛黄末少许。食后温分二服，更量儿大小加减。适用于小儿咳嗽喘闷。

（9）川贝母（去心）、紫菀、桔梗（炒）各50克，甘草（炙，锉）25克，上捣筛，每服 11 克水一盏，煎五七沸。去滓不拘时稍冷服。适用于治肺痈吐脓，五心烦热（五心为中医用语，指两手心、两脚心，及心脏），壅闷咳嗽。

（10）川贝母甲鱼：甲鱼 1 只，川贝母 5 克，鸡清汤 1 000 克，料酒、盐、花椒、生姜、葱各适量，上蒸笼蒸 1 小时即成。可滋阴补肺。适用于阴虚咳嗽、喘、低热、盗汗等症。

（11）川贝母海蜇瘦肉汤：川贝母 12 克，海蜇皮 80 克，猪瘦肉 200 克，生姜 2 片，煲约 1.5 小时，调入适量食盐便可。此量可供 2～3 人用。适用于鼻鼾声重者。

（12）川贝母蜜枣瘦肉汤：排骨 320 克，川贝母 80 克，蜜枣 10 粒，姜 2 片，热水 1 500 毫升，炖 1.5 小时，再加盐调味即可。可止咳，清肺，滋润，纤体，调节机能。适用于润肺止咳。

3. 其他

（1）白花蛇 5 克，川贝母 10 克，生甘草 10 克，以上三味粉碎过筛混合均匀，口服每次 1.5～3 克，每天 3 次。适用于治百日咳。

（2）贝母 2 克去心为末，水半碗，蜜少许，煎三沸，过滤与蜜混合抹之，每日 4～5 次。适用于治小儿鹅口疮，满口白烂。

（3）当归贝母苦参丸：当归 15 克，川贝母粉 3 克（分冲），苦参 15 克，炙百部 15 克，前胡 12 克，白前 10 克，杏仁 10 克，桃仁 10 克，薏苡仁 30 克，桑白皮 10 克。可清热宣肺，化痰逐瘀。适用于痰热蕴肺，气道瘀阻，宣降失司。

（4）川贝母蛤蜊肉：川贝母 20 克，料酒 10 克，葱 10 克，味精 2 克，蛤蜊 300 克，姜 5 克，盐 3 克，鸡油 35 克，炖 30 分钟，调味（蛤蜊肉可用白鸭肉、羊肺、猪胰、猪肺中任何一种代替）。可润肺止咳，利尿化痰。适用于治肺热咳嗽，瘿瘤，痔疮。

· **注意事项** ·

（1）不与（制）川乌、（制）草乌、附子同用。

（2）脾胃虚寒及寒痰、湿痰者不宜或慎服。

（3）服用期间忌食辛辣、油腻食物。

（4）支气管扩张、肺脓肿、肺源性心脏病、肺结核、糖尿病患者应在医师指导下服用。

（5）对本品过敏者禁用，过敏体质者慎用。

（6）燥热所引起的咳嗽表现为口干、痰少稠黏、色黄、咽痛，或伴有发热、头痛等症状，选用川贝母粉确有良效。如果口淡不渴，咽痒，以晚间咳嗽为主，痰稀白者，切忌使用，应及时请医师诊治。

· **储藏方式** ·

阴凉干燥处冷藏。

第二章　补血药

一、阿　胶

·来源·

阿胶为马科动物驴的干燥皮或鲜皮经煎煮、浓缩制成的固体胶。

·产地·

阿胶主产于山东、浙江、北京、上海等地。而以山东省济南市平阴县东阿镇所产者最为著名。

·形态·

阿胶呈长方形块、方形块或丁状。棕色至黑褐色,有光泽。

·辨别要点·

1. 综述　质硬而脆,断面光亮,碎片对光照视呈棕色半透明状。

2. 真伪鉴别

（1）真品伪品阿胶鉴别,见表4。

（2）不同来源的伪品鉴别:

1）牛皮胶:质硬不易破碎,灼烧有浓烈的浊臭气,水试溶液液面无油滴。

2）杂皮胶:灼烧有豆油香气,水试溶液呈暗灰棕红色,液面有少数油点。

3）骨胶:表面不透明无光泽,有气

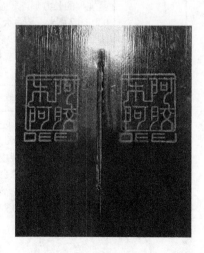

表4 真伪品阿胶鉴别

鉴别方法	真 品 阿 胶	伪 品 阿 胶
看包装	外包装印刷清晰、精美,品名、标记有凹凸感,外贴有防伪标志。采用一次性撕开包装,沿包装盒正面左侧锯齿线撕开,可见一组16位的防伪数码,按说明书通过拨打电话、编写短信或上网查询三种方式,可查询真伪	外包装印刷较粗糙,字体笔画纹路模糊、粗糙,无防伪标志,常有错字、漏字现象,且常有生产批号编制错误等。有的假阿胶也有防伪标志,但几乎所有的防伪电话都打不通或提示输入错误
看胶块上的品名	胶块正面印字用医用氧化铁红印制,字迹端正清晰,呈暗红色	一般用漆、颜料等印制,字色多为鲜红色,字迹多模糊、歪斜,字上多有龟裂,没有压痕,容易掉色或抹去
闻气味	初打开包装,对胶块表面轻哈一口气,鼻闻具有阿胶淡淡的清香味;粉碎后,鼻闻具有阿胶独有的清香味。溶于热水后,会散发出胶香味,或取阿胶少许砸碎后,放入杯中,加沸水适量立即盖上杯盖,放置1~2分钟,轻轻打开,胶液澄清呈红茶色,无肉眼可见颗粒状异物,嗅闻有轻微豆油和阿胶香味,味甘咸,气清香,无任何异臭味	无清香味,而是腥臭或异臭味等怪味。溶于热水后,不易溶化,有的出现不溶化的絮状物,溶化后胶液浑浊,常有肉眼可见颗粒状异物,水溶液有刺鼻的腥臭味等
看胶块的性状	呈规则的长方形,长、宽约3厘米,厚0.5~0.7厘米。胶块大小、厚薄均一,块形方正、平整,胶块表面平整光亮、色泽均匀,呈琥珀色或棕褐色,"色如琥珀,黑如莹漆"	一般色泽乌黑或明显发黄,胶块多不规则有臭味等异味,表面粗糙无光泽,大小、薄厚不一,块重差异大
看透光性	对光透视,呈半透明琥珀色或棕色	对光透视色泽较暗或不透光
看质地	胶块背面有两道规则分割道,质硬而脆,手掰,稍用力即断;若将胶块用力拍在硬物上,会裂成数块,断面光亮,并对光照射呈棕色半透明,无油孔、气孔及明显刀纹,断面亦有光泽。尝之味淡微甘而无腥臭。夏季不易软化	背面多无分割道,有分割道者也不规则;大多质硬而不脆,有的可弯曲,不易折断,拍打不易碎,断面灰黑色,不光亮,容易发软黏合,有油孔、气孔等。夏季易于软化

续 表

鉴别方法	真 品 阿 胶	伪 品 阿 胶
干嚼	很黏	比较干涩
口尝	水溶液口尝,微带腥味,味甜	水溶液带有强烈的肉皮汤味(猪皮胶)、豆油味(杂质胶)或特殊的臭味
火试	取样品少许放在坩埚内灼烧,初则迸裂,随后膨胀融化冒白烟,有浓烈的麻油香气,灰化后残渣乌黑色,质疏松,呈片或团块状,不与坩埚黏结为正品	散发出刺鼻白气味
碎	阿胶是用驴皮熬制而成的胶块,质地比较脆,用手拍击就可以将它碎开。且小块的阿胶放入热水中,半小时之内就会溶化。而一旦再将溶于热水中的阿胶冷藏,会结成果冻状	用力在桌面上拍打,脆断成碎块,断面非棕色、不透明、有异物者

泡所致的小孔洞,侧面有不规则的皱纹,质硬不易打碎,气微臭。

（4）明胶类：平滑光亮,质脆,气微或具墨汁样臭。火试后变为白色片状粉,不黏结。此外,静置4小时后阿胶溶液不凝集,伪品溶液凝集成糊状。

（5）龟甲胶：表面棕色略带微绿,上面有黄色“油头”,对光视之洁净如琥珀、质坚硬。

（6）鹿角胶：表面黑棕色,对光视之半透明,一面有黄白色多孔性薄层,质脆易碎,断面红棕色,具玻璃光泽。

· **性味与功能** ·

1. 性味　味甘,性平。归肺、肝、肾经。

2. 功能　补血滋阴,润燥,止血。

· **药理作用** ·

主要由胶原及部分水解产生的赖氨酸、精氨酸、组氨酸等多种氨基酸组成,并含钙、硫等,其促进血中红细胞和血红蛋白生成的作用优于铁剂,并可升高血压而抗休克,可预防治疗进行性肌营养不良。除此之外,还具有美容养颜,调经安胎改善体内钙平衡、延缓衰老、增强体质等作用。

·用法与用量·

1. 粥类

（1）阿胶粥：熬粥快熟时加入阿胶粉15克稍煮，搅令烊化即成。可养血止血，滋阴润肺。

（2）阿胶八宝粥：糯米或黄米250克，花生、冰糖、红小豆各50克，桂圆、莲子、薏苡仁各30克，阿胶15克。可滋阴补血，强身益智，延年益寿。

（3）莲子阿胶粥：莲子30克，阿胶（阿胶原粉）10克，糯米100克。将阿胶研成细末或直接用原粉，放入莲子内碗中，搅拌均匀，隔水蒸熟，待用。再将糯米淘洗干净，入锅，加水煮沸，调入蒸熟的莲子阿胶，拌匀，按常法制成糯米粥，即成。早、晚分食。可益气健脾，止血安胎。适用于气血两虚型先兆流产。

（4）阿胶番茄粥：成熟番茄150克，阿胶（阿胶原粉）10克，粟米100克。粟米武火煮沸，改用文火煨煮30分钟，调入番茄糊，继续用文火煨煮成粥。再用另一个锅加水煮沸，放入阿胶，待阿胶完全烊化后，兑入番茄粥中，拌匀，再煮1～2沸，调味即可。每天1剂，早晚2次分服。可补虚养血，益气调经。适用于孕妇产后气血两亏、肝肾阴虚型贫血患者。

2. 汤类

（1）阿胶鸡肉汤：肉鸡1只，红枣10颗，葱姜适量，慢火炖煮后加入枸杞子15克，倒入黄酒烊化的阿胶，再炖15分钟即可。可滋阴补虚，滋补肝肾。

（2）阿胶大枣汤：红枣10颗，加水适量煮熟，加入捣碎的阿胶6克溶化，加红糖适量调味。饮汤食枣。可养血健脾。

（3）阿胶鸡蛋汤：将阿胶适量炖化加蜂蜜1匙，冲鸡蛋1个。每天早餐前服用效果更佳。适用于咳喘不止、久咳不愈、及哮喘等症。

（4）阿胶绿豆汤：阿胶（阿胶原粉）15克，砸碎；绿豆50克。将阿胶砸碎，加适量冰糖，加入绿豆，加水适量，熬成清汤服用。夏天服用，可滋阴润燥，清凉去火。

（5）猪苓、茯苓、泽泻、阿胶、滑石粉各9克，阿胶烊化，水煎两次混合。早晚各1次温服。适用于水热互结，邪热伤阴所致的发热，渴欲饮水，或心烦不得眠者。

（6）阿胶、艾叶、白芍、生地黄各9克，当归、干姜、川芎、炙甘草各6克，阿胶烊化，水煎2次混合，分3次温服。适用于妇人产后及崩中伤下血多，虚喘欲死，腹痛下血不止。

3. **酒类**　阿胶黄酒：阿胶250克，黄酒30毫升置锅内，隔水加盖蒸约2～3小时，待其全部溶化后取出即可。每天1～2次，每次服2匙。可补血止血，滋阴，润肺。适用于血虚萎黄、虚劳羸瘦、面色无华、眩晕心悸、阴虚咳嗽等症。

4. **膏类**

（1）阿胶膏：阿胶500克，黑芝麻500克，枸杞子500克，核桃仁400克，冰糖400克，黄酒400毫升，熬制成阿胶膏，每天早晚各1～2匙，温开水冲服。睡眠不好的人在晚上泡脚后服用。可补气养血、滋阴润肺，女性最为适用。适用于患腰酸怕冷、耳鸣和阴虚或肾亏等症。

（2）人参桂圆阿胶膏：阿胶150克，黄酒350毫升，浸泡呈海绵状，略加水炖化，加入适量人参煎液或人参粉，配入桂圆肉拌匀，加冰糖蒸1小时许，冷却成冻膏。每天早晚各1～2匙服用。适用于气虚疲乏无力，兼有心悸畏寒等症。

（3）蜂蜜鸡蛋阿胶膏：将阿胶10克，蜂蜜5克，鸡蛋1个，配合服用，东阿阿胶适量炖化，加入鸡蛋1个，蜂蜜1匙。每天空腹服用1次。适用于虚弱疲劳咳嗽者。

5. **其他**

（1）阿胶粉：阿胶打粉，每次取5克。用水冲服，也可根据个人口味加入牛奶、豆浆。可补血，润燥，滋阴。

（2）阿胶枣：取500克红枣煮熟，剩少量水，加入50克烊化后的阿胶，使其黏在枣上，做成阿胶枣。早晚服食。可补血健脾。

（3）阿胶葱白蜜：用水煎葱白3片，去葱，加阿胶6克，加蜂蜜20毫升溶开。饭前温服。可养阴生津，润肠通便。适用于老人、体虚者大便秘涩。

（4）阿胶甜肉：瘦肉250克洗净切块，煮至成熟时入阿胶20克，白糖50克，花椒5粒炖至熟。适用于贫血。

（5）阿胶蒸燕窝：燕窝6克，东阿阿胶6克，冰糖20克。东阿阿胶、燕窝、冰糖屑放入蒸杯内，加水250毫升，置蒸笼内，武火35分钟即成。可滋阴润肺,补血止血。

（6）龙眼阿胶汁：鲜龙眼肉30克,阿胶（阿胶原粉）10克,白蜜少许,纯净水适量。阿胶入锅上火,溶化成液体,与白蜜、龙眼汁一起淋入杯中,注入适量纯净水调匀即成。每天1次,每次1杯,温服。可滋阴养血,清热生津。适用于阴虚挟热,症见心烦口干,女性月经先期量少、色红或紫。可做食疗饮品。

·注意事项·

（1）患有感冒、咳嗽痰多、腹泻等病或月经来潮时,应停服阿胶,待病愈或经停后再继续服用。

（2）小儿因肠胃功能较弱,建议到6岁以上再吃阿胶。因身体虚弱,免疫力低的小孩可以适量吃一点,服用量宜在3克以下,最好采用将阿胶膏放入汤粥之中的吃法,这样利于养胃气。

·储藏方式·

阴凉干燥处冷藏。

二、何 首 乌

·来源·

何首乌为蓼科植物何首乌的干燥块根。

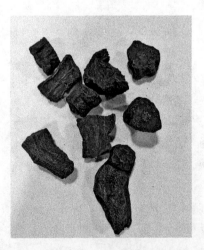

·产地·

何首乌主产于河南、湖北、广西壮族自治区、广东、贵州、四川、江苏等地。

·形态·

何首乌加工成为不规则形的切片或块状,厚约1厘米,多皱缩,表面棕黑色或黑褐色,凹凸不平。

·辨别要点·

1. 综述　切面棕褐色至棕黑色,质地坚硬,断面有的角质样。以个大、质坚实而重,粉性足者为上品。

2. 分类鉴别

（1）生何首乌与制何首乌

1）生何首乌：真的何首乌表面为红棕色或红褐色，皱缩不平，有浅沟，切面为浅黄棕色或红棕色，有异型维管束环列，形成云锦状花纹，俗称"筋"，质地坚实。

2）制何首乌：如果按传统炮制方法（即九蒸九晒）炮制的制首乌颜色一定为棕红色或棕褐色，或采用现代技术发酵炮制而成的制首乌颜色为炭黑或炭灰色。

（2）人工种植与纯野生何首乌：中央木质层（菊花心）明显高出的为纯野生的，一般大概高出0.5毫米左右，如果只能凭肉眼看出木质层（菊花心）的多半为人工种植的。

3. 真伪鉴别　真的何首乌为蓼科植物，而假的何首乌一般都为薯蓣科植物，假的何首乌表面颜色灰暗，光滑，切面颜色偏白，中间无筋，质地松脆。具体鉴别方法见表5。

表5　何首乌的鉴别方法

鉴别方法	辨 别 要 点
听	抓一把制何首乌在手上反复上下抖，发出的声音和抓一把石子在手上反复上下抖所发出的声音一样，因为制何首乌片比假冒（一般薯蓣科植物）切片晒干的质硬，不容易折断
闻	制何首乌有中药味，但不是很浓，相对其他中药是轻微的，如果制首乌中药味太浓很可能是伪品
口尝	真的何首乌味苦而涩，假的何首乌味淡
水洗	制何首乌先用水洗看是否有褪色现象，如果有严重褪色现象的为假首乌，然后在杯子里用开水泡，假制首乌1次就褪色，真制何首乌反复6次以上茶水颜色浓如当初
拉藤茎	一般假的何首乌藤都是后来种植时，在假的何首乌中插入真的何首乌藤人工假造而成，用力拉会拉出来；真的何首乌藤表面紫红色、粗糙，上面有扭曲的纵多皮纹；节部略有膨大；外皮菲薄，可以剥离；折断面皮部紫红色；木部黄白色或浅棕色，髓部疏松、类白色

·性味与功能·

1. 性味　味苦、甘、涩,性微温。归肝、心、肾经。

2. 功能　补肝肾,益精血,乌须发,强筋骨,化浊降脂。

·药理作用·

何首乌主要含有蒽醌衍生物、大黄酚、大黄素及卵磷脂等。能够促进神经细胞的生长,对神经衰弱及其他神经系统疾病有辅助治疗作用。并可调节血清胆固醇,缓解动脉粥样硬化的形成。且可增加冠状动脉血流量,抗心肌缺血,抗衰老,保肝及抗菌等。能够降低血糖,提高肝细胞转化和代谢胆固醇的能力,以及有良好的抗氧化作用。

·用法与用量·

1. 粥类　何首乌10克,黑豆30克,加米煮粥。适用于肝肾不足,头晕耳鸣。

2. 汤类　制何首乌20克,水煎20分钟,去渣取汁,用汁煨核桃仁20克,猪脑100克同煎,熟后加调料服食。隔天1次,直至长出新发。可补肾健脑。适用于肾虚所致的斑秃或全秃。

3. 酒类

(1) 枸杞子首乌黑豆酒:制何首乌90克,熟地黄45克,天冬45克,麦冬45克,枸杞子30克,牛膝30克,当归30克,女贞子30克,黑豆60克,白酒2 500克。以上9味捣碎,入布袋,置容器中,加入白酒,密封,浸泡15天以上,去渣,滤过,即成。每天1次,每次20毫升。可补肝益肾,生发乌发。适用于治疗青年脱发和白发。

(2) 何首乌泡酒:制何首乌120克,熟地黄60克,枸杞子120克,黄精30克,当归30克,白酒2 500克。洗净切碎,入布袋,置容器中,加入白酒,密封,每天振动数下,浸泡7天后去渣,即成。每天1次,每次20毫升。可补肝肾,健脾,益精血。适用于腰膝酸软、头晕眼花、食欲不振、精神萎靡者。

(3) 黄精首乌枸杞子酒:黄精50克,何首乌30克,枸杞子30克,米酒1 000毫升,将3味洗净控干,浸泡于酒中,封盖,7天后即可饮用。每次1小杯,每天2次,空腹服用。适用于滋补肝肾,肝肾阴虚,夜尿多,足凉的高血压病。

4. 其他

（1）黑芝麻山药何首乌粉：黑芝麻250克，山药250克，制何首乌250克，将黑芝麻洗净，晒干、炒熟、研为细粉；将怀山药洗净，切片，烘干，研为细粉；将制何首乌片烘干，研为细粉，与芝麻粉、山药粉混合拌匀，瓶装备用。每天2次，每次25克，入锅，用温开水调成稀糊状，置于火上炖熟即成。可健脾补肾，养血益精。适用于脾肾亏虚型贫血，面色萎黄或苍白、头晕、乏力、畏寒肢冷、腰膝酸痛、舌淡苔白之症。

（2）何首乌粉冲水：对高脂血，冠心病，老年便秘，脱发，都有一定作用（脱发需要辅以生姜涂患处）。

·**注意事项**·

（1）何首乌忌铁器、猪肉、血、无鳞鱼、葱、蒜，恶萝卜。

（2）生用能滑肠，故脾虚便溏者慎服。

·**储藏方式**·

阴凉干燥处冷藏。

第三章　补阴药

一、枸杞子

· 来源 ·

枸杞子为茄科植物宁夏枸杞的干燥成熟果实。

· 产地 ·

枸杞子产于宁夏回族自治区中宁县者最优。除此以外,新疆维吾尔自治区、青海、内蒙古自治区、河北也产枸杞子。

· 形态 ·

枸杞子呈类纺锤形或椭圆形,长6～20毫米,直径3～10毫米,表面红色或暗红色,顶端有小突起状的花柱痕。

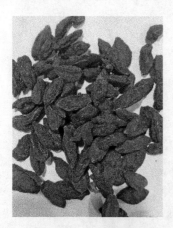

· 辨别要点 ·

1. 综述　基部有白色的果梗痕,果皮柔韧,皱缩;果肉肉质,柔润;种子20～50粒,类肾形,扁而翘,长1.5～1.9毫米,宽1～1.7毫米,表面浅黄色或棕黄色。

2. 分类鉴别

(1)产地:按产地分,枸杞子可分为宁夏枸杞子、新疆枸杞子、青海枸杞子、内蒙古枸杞子和河北枸杞子等,但所有产地枸杞子其生物学名都叫宁夏枸杞子,外地枸杞子都是由宁夏引种而来。宁夏中宁是枸杞子的正宗发源地,因其独特的自然环境,历来被冠以"甲天下"的美名。营养丰富,其内含成分枸杞多糖、总黄酮、总氨基酸、钙含量均高于非中宁其他产区。中宁枸杞子中的枸杞多糖含量平均值为4.79%,宁夏非中宁枸杞子中的枸杞多糖含量平均值为4.61%,非宁夏枸杞子中的枸杞多糖含量平均值为4.14%。

1)新疆枸杞子:个头圆,含糖量高,颜色发黑,口感甜得有些腻。

2)青海枸杞子:形状为短圆形,尖端蒂处无白色。

3)内蒙古枸杞子:细长或长圆形。口感甜得有些腻。

4)河北枸杞子:瘦弱。

5)宁夏枸杞子:粒大、肉厚、皮薄。口感甘甜,但是吃完后嗓子里有一丝苦味。宁夏枸杞子泡水后会上浮自然吸水后,过几分钟才沉入水中,内蒙古枸杞子会下沉。

(2)等级:

1)质量等级:枸杞子质量的基本标准是杂质不宜超过1%,水分不宜超过13%,在此基础上枸杞子等级有以下几种。

A. 贡果:180~200粒/50克;要求颗粒大小均匀,无干籽、油粒、杂质、虫蛀、霉变。

B. 枸杞王:220粒/50克。

C. 特优:280粒/50克。

D. 特级:370粒/50克。

2)分类:根据果长与果径的比值大小来区分。

A. 长果类:比值大于2。

B. 短果类:比值小于2。

C. 圆果类:比值小于1。

(3)优质枸杞子鉴别要点:

1)外观:中宁枸杞子长扁型,而其他枸杞子则多为短圆形。

2)颜色:中宁枸杞子暗紫色,且尖端蒂处是白色。

3)种子:秋枸杞子多籽而肉薄,与夏枸杞子相比,其药效较低。

4)中宁枸杞子冲茶多会浮在上面,一般不会很快沉底。

5)抓一把枸杞子到手里面轻轻握紧再松手,中宁枸杞子不会结块会很容易散开。如果黏到了一起,证明枸杞子反潮,这种货极其容易变质。

3. 真伪鉴别

(1)硫黄熏蒸:一般硫黄熏蒸过的枸杞子无光泽,外表颜色统一鲜亮诱人,闻起来有一股呛味。

(2)工业色素上色:用潮湿的手搓一搓如果掉色,则说明枸杞子中添加了色素。

(3)白矾水浸泡:白矾浸泡过的枸杞子,摸起来有点黏糊,在光照下枸杞子表面会有闪亮的晶点。

·性味与功能·

1. 性味　味甘,性平。归肝、肾经。

2. 功能　滋补肝肾,益精明目。

·药理作用·

枸杞子含有甜菜碱、多糖、玉米黄素、枸杞多糖、胡萝卜素、维生素 B_1、维生素 B_2 以及多种微量元素、氨基酸生物碱等。具有增强免疫力、促进造血功能、降血糖、降血压、降血脂、延缓衰老、抗疲劳、保肝护肝的作用。

·用法与用量·

1. 茶饮

(1)杞菊茶:枸杞子10克,菊花3朵,做茶饮。适用于肝区隐痛,眼干目涩,办公室文员,长期使用电脑者。

(2)取优质枸杞子1勺,冲洗干净后放入杯中,再用开水加入。待 2~3分钟后,水温稍凉时,再放入1勺蜂蜜,搅拌均匀后即可饮用。每天晨起、睡前各饮1杯,2个月后即可见效。适用于治疗老花眼。

(3)枸杞五味茶:枸杞子、五味子等份,捣碎,每次9~15克,沸水浸泡,代茶饮。适用于气阴不足的人;或不能适应夏季的炎热气候,常于夏季发病、眩晕体倦、两脚酸软、心烦自汗、饮食减少、脉浮乏力者。

(4)每天用枸杞子15克,煎汤代茶,常服有效。适用于高血压,糖尿病。

(5)枸杞子、黄芩各50克。置带盖瓷缸内,以沸水冲浸,待温时频频饮服,喝完后可再用沸水冲,以愈为度。适用于妊娠呕吐。

（6）每天取枸杞子30克，洗净，用开水冲泡当茶饮服，早晚各1次，连服4个月可以取得较好的降脂减肥效果，且无副反应。适用于治疗肥胖。

2. 粥类

（1）枸杞桂圆粥：取枸杞子10克，桂圆肉15克，红枣4枚，粳米100克，洗净加水熬粥食用。适用于血虚失眠，宜常食。

（2）枸杞子20克，大米120克。大米煮至半熟时加入枸杞子煮成粥。可补肝肾，明目。适用于头晕眼花、耳鸣、腰膝酸软者。健康人常食之，可增强体质，益寿延年。

3. 汤类

（1）枸杞子15克，五味子10克，山茱萸肉12克，菟丝子15克，覆盆子10克，芡实10克，车前子10克，金樱子10克，沙苑子10克，水煎服。适用于肾虚尿频。

（2）枸杞子15克，菊花10克，山药15克，山茱萸肉12克，菟丝子15克，女贞子15克，沙苑子15克，决明子10克，防风6克，密蒙花10克，水煎服。适用于肝肾不足，两目昏花。

（3）枸杞子15克，黄精15克，山药15克，黄芪30克，地骨皮12克，天花粉15克，生地黄15克，五味子10克，玄参15克，苍术10克，水煎服。适用于糖尿病气阴两虚者。

（4）枸杞羊肾汤：枸杞子30克，羊肾1对，加水及调料后熬炖。适用于肾虚腰痛，宜佐餐常用。

4. 酒类　枸杞子250克，黄酒适量，浸于坛中，密封1～2个月后，每日食后适量饮，每天2次。适用于肝虚眼痛、见风流泪、云清遮眼、白内障等症。

5. 膏类　杞圆膏：枸杞子、龙眼肉各500克，加水，用文火多次煎熬至枸杞子、龙眼肉无味，去渣继续煎熬成膏，每次1～2匙，沸水冲服。适用于肝肾不足、血不养心、腰膝酸软、头昏耳鸣、心悸健忘等症。

6. 其他

（1）每天20克，分2次空腹时嚼服，2个月为1个疗程，适用于萎缩性胃炎的恢复。

（2）枸杞子嚼服，适用于治疗因口腔唾液分泌物减少引起的夜间口干等。

（3）枸杞子100克，洗净，蒸熟后嚼食，每次10克。每天3次，可长期服用。适用于辅助治疗糖尿病。

（4）枸杞羊脑羹：枸杞子250克，羊脑1个，放入容器，隔水蒸熟。可明目。

（5）枸杞核桃羹：枸杞子100克，核桃仁12个，小黑豆100克，加水适量熬至豆烂即成，放凉后置于冰箱内。每日早晚加热后各服15～30克。可乌发。

（6）枸杞子20克，鸡蛋2个，调匀后蒸熟服用即可。适用于防治老花眼。

· **注意事项** ·

（1）外邪实热，脾虚有湿及泄泻者忌服。

（2）枸杞子也有"保质期"，有酒味的枸杞子已经变质，不能再吃。

（3）枸杞子含糖量较高，每100克含糖19.3克，糖尿病患者要慎用，不宜过量。

（4）最不宜与枸杞子一起喝的就是绿茶，两者同饮，会在体内形成一种人体无法吸收的物质，长期存留，对身体有很严重的损伤。

· **储藏方式** ·

用无毒的塑料袋装好，排出空气，封口存放，随用随取。此种方法既可防止虫蛀，又可以使其色泽鲜艳如鲜品。也可将枸杞子置于冰箱中0～4℃保存。

二、石　斛

· **来源** ·

石斛为兰科植物金钗石斛、铁皮石斛或马鞭石斛及其近似种的干燥茎。

· **产地** ·

石斛主产于四川、贵州、云南、广东、广西壮族自治区等地。

· **形态** ·

石斛呈圆柱形段状，直径2～8毫米，表面黄白色或略带灰绿色，有光

泽,具纵深沟纹和细密纹理,有的
可见深棕色的节。

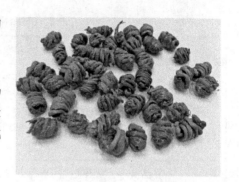

·**辨别要点**·

1. 综述 切面黄白色至黄褐
色,有多数散在的筋脉点,质地坚
韧,嚼之略有黏性。一般胶性越
强、残渣越少,品质越好。

2. 分类鉴别

(1)产地:

1)安徽霍山石斛为道地药材,其中的龙头凤尾草是霍山石斛中的
精品。

2)浙江天台为最大的石斛种植基地,种植的铁皮石斛大多柔软、味
甘、具黏性、有效成分含量最高,被列为皇室贡品。

(2)栽培石斛与野生石斛:

1)栽培石斛分为铁皮石斛、紫皮石斛、环草石斛、金钗石斛、水草、刚
节等多个品种。其中以铁皮石斛为最好。石斛为九大仙草之一。

2)野生石斛的诸多分类中,品质最好的当属红杆软脚铁皮石斛,尤
以云南文山出产的最好。其中红杆铁皮石斛和紫杆铁皮石斛辨别的最佳
方式就是看铁皮石斛的鲜条。

A. 紫杆铁皮石斛:节很长,有的甚至长达60～70厘米,茎秆也
很细。

B. 红杆软脚铁皮石斛:节大多数在20多厘米以内,最长的也只有
30多厘米,茎秆较粗,节很短。

3. 真伪鉴别 枫斗:枫斗是石斛的干制品,石斛的茎经加工炮制,边
炒边扭成螺旋形称为枫斗。枫斗又分为水草枫斗与刚节枫斗。

水草枫斗:水草枫斗(兜唇石斛或钩状石斛)节间长2～3.5厘米,易
折断。

刚节枫斗:刚节枫斗(杯鞘石斛)节粗大,纤维性强,不易折断。从临
床应用看,水草枫斗的质量好于刚节枫斗。

辨别枫斗见表6。

表6　枫斗的鉴别方法

方　法	辨　别　要　点
看	对于加工成形的石斛而言,会有一层细毛,这是因为其茎秆表皮纤维经过烘干后而形成的。它的形状做工方面应该精细、大小均匀、颗粒饱满。从颜色来看真枫斗,因其含较高的糖分,色泽会偏深些,会呈现黄绿色。若是经过打蜡处理的,则有反光现象。而用报纸灰搓的石斛用手就可以摸出来,在手指上会留下灰迹
闻	真品枫斗会发出淡淡的草香味,而不是其他的异味。这是因为在加工石斛时,用炭火慢慢烘烤而成的,并经过揉搓之后,卷成弹簧状而成为最终的形态
拉	将枫斗从中间的位置往两边拉,含糖比较高的一般只要轻轻一拉,就会从中间断裂。如果能拉得很长,也没有断的迹象,可以判定为假的铁皮石斛
咀嚼	刚开始会感觉比较干、硬,慢慢地会感觉越来越黏,到最后,几乎整颗石斛都被融化在了自己的嘴里。"看似一棵草,嚼时一粒糖"

·性味与功能·

1. 性味　味甘,性微寒。归胃、肾经。
2. 功能　益胃生津,滋阴清热。

·药理作用·

石斛富含石斛多糖、石斛碱挥发油、菲类化合物、单宁、氨基酸及钙、铁、锌、硒等多种微量元素,具有调节人体新陈代谢、延年益寿、排忧解郁、美容祛斑、增强免疫力、抗氧化、降血糖、强筋健骨、保护血管、解酒护肝等作用。石斛中生物碱和多糖的含量决定着疗效。

·用法与用量·

1. 茶饮　用铁皮石斛花泡茶。取铁皮枫斗若干(3~5个),用开水冲泡或煎煮,随后饮用,最后连渣嚼服。可开胃健脾,降火理气。适用于咽喉炎。

2. 粥类　将干品磨粉或鲜品铁皮石斛5克,粳米50克,冰糖适量,煮粥调味(熬汤后的铁皮石斛不要扔弃,直接嚼食后吐渣)。可滋阴清热,养胃生津。适用于热病伤津,心烦口渴,病后津亏,虚热不退,胃虚隐痛兼干呕,舌光苔少。

3. 汤类

(1)石斛洋参乌鸡汤:乌鸡1只,铁皮枫斗15克,西洋参30克,山楂15克,调味。可补中益气,生津,恢复体力,抗疲劳。

(2)石斛甲鱼汤:甲鱼1只,铁皮枫斗15克,黑豆60克,红枣3颗,姜8克、盐、鸡精少许,调味。适用于高脂血、冠心病、肝炎及肝脾肿大患者。

(3)石斛鳝鱼汤:黄鳝500克,当归12克,党参12克,铁皮枫斗15克,料酒10毫升,生姜12克,煲汤调味。适用于治疗气血两亏之胃癌。

(4)石斛猪蹄汤:铁皮枫斗15克,黄花菜30克,猪蹄1只,煲汤调味。适用于女性减少色斑、平缓皱纹。

(5)石斛小麦鹌鹑汤:鹌鹑1只,母鸡肉250克,铁皮枫斗、浮小麦、淮山药各25克,枸杞子、龙眼肉各15克,姜8克,盐少许,煲汤调味。可滋阴补虚,养气纳血。适用于主治肾阴虚所致的心烦口燥、盗汗等症。

(6)石斛牛肚汤:铁皮石斛、玉竹各10克,牛肚500克,红枣5枚。煮汤调味。可养阴清热,益胃止痛。适用于胃热阴虚、胃脘疼痛、胃内灼热、口苦咽干等症。

(7)健脾开胃汤:石斛15克,南沙参、玉竹各12克,熟石膏、山药、天花粉、茯苓各9克,麦冬6克,半夏4.5克,广陈皮3克,冰糖30克,一起放入锅中,文火慢熬30分钟后,取汁饮用。在1天内,分3次喝完。适用于燥热、烦渴、口干、脾虚等症。

(8)石斛杞菊木瓜汤:取石斛15克,枸杞子16克,女贞子15克,菊花10克,木瓜半个。一起放入水中,轻煮,每天早、晚各1次,做茶饮。可生津开胃,固本生元,增强抵抗力。适用于预防感冒等症。

(9)石斛百合汤:铁皮石斛15克,百合20克,沙参15克,炙款冬花10克。适用于秋季肺燥阴伤所致阴虚燥咳、咽干口燥、干咳痰稠等症。

(10)石斛菊花汤:石斛、菊花各10克,沙苑子、女贞、山茱萸肉各15克,枸杞子30克。水煎服,每天1剂。可益肝明目。适用于两目干涩、视物昏花、头晕耳鸣者,效果很好。

(11)石斛决明汤:石斛15克,决明子10克,石决明30克,桑寄生15克。水煎服,每天1剂。适用于中老年人血压偏高、动脉硬化、视物不清者。

（12）石斛玉竹汤：石斛15克，玉竹15克，麦冬10克，沙参10克，生地10克，水煎服，每天1剂。可清热生津，滋阴除烦。适用于治疗热病后期津伤口渴、咽干心烦等症。

（13）石斛牛膝汤：石斛15克，牛膝15克，木瓜15克，枸杞子30克，菟丝子10克，水煎服，每天1剂。可补肝肾，舒筋脉。适用于肝肾不足、阴血虚弱、步履无力、腰膝酸痛等症。

（14）石斛百合汤：石斛15克，百合20克，沙参15克，款冬花15克。水煎服，每天1剂。可清热养阴，润肺止咳。适用于肺胃阴伤之虚劳咳嗽、咽干口燥、干咳痰稠等症。

（15）石斛润燥汤：石斛10克，生地黄15克，玄参15克，麦冬10克。水煎服，每天1剂。适用于用于治疗津液不足、口燥烦渴、肠燥便秘之症。

（16）石斛远志汤：石斛15克，远志10克，知母10克，百合20克，茯苓20克。水煎服，每天1剂。适用于热病后期、余热未清、虚烦惊悸、失眠多梦等症。

（17）石斛竹茹汤：石斛10克，竹茹15克，明党参10克。水煎服，每天1剂。适用于治疗胃热津亏的呕吐症。

（18）石斛萸肉汤：石斛、山茱萸肉、五味子各10克，水煎服，每天1剂。适用于治疗阴虚盗汗、汗出不止、体倦乏力、夜眠不安等症。

4. 酒类

（1）将鲜品洗净去衣切碎放于40度以上酒中，这样其营养成分更容易溶解出来，3个月后食用。可舒筋通络，保持血管通畅。

（2）干品铁皮枫斗250克，生地黄60克，怀牛膝30克，杜仲20克，丹参20克，白酒10升。可补肾，强筋骨，除瘁。适用于治疗腰腿疼痛、体倦无力、风湿痹等症。

5. 其他

（1）榨汁：将适量的铁皮石剪成小段，加入纯净水，放进家庭使用的豆浆机里榨汁；60克铁皮石斛加入1 000毫升水榨汁为最宜，加入蜂蜜调味。可益胃生津，滋阴清热。

（2）铁皮石斛纯粉1克，熟木瓜500克，新鲜牛奶1杯，莲子肉50克，红枣4颗,冰糖适量,隔水炖熟即可。可润肤养颜,使肌肤润泽、嫩滑,面色红润,容光焕发。适用于防止过早衰老、皮肤干燥、面色萎黄、气血不足者。

(3)石斛苍术散:石斛、仙灵脾各100克,苍术50克,共研为细末。早晚各服10克,米汤调服。适用于主治"雀目(夜盲)",有特效。

(4)石斛银耳羹:铁皮石斛15克,银耳15克,冰糖150克,鸡蛋1个。适用于高血压、血管硬化、肺虚久咳、久病体弱、神经衰弱、失眠等患者,坚持经常服用,会有明显疗效;而脾胃虚寒者少食。

(5)生食:洗净新鲜石斛3克。入口细嚼,余渣吞咽。可强阴益精,开胃健脾。

·注意事项·

(1)铁皮石斛在与其他中药材一起煎熬食用时,应提前煎煮30分钟及以上,再与其他中药材一起煎煮,以便发挥其药效。并且不能与石膏、巴豆、僵蚕、雷丸等同食。

(2)对于身体虚弱,元气不足或是腹胀实热症者,不宜使用。

(3)感冒时不宜使用,会造成邪气排解不出。

(4)铁皮石斛能助湿邪,所以湿温尚未化燥的人不宜使用。

(5)孕妇在使用之前,应咨询医生意见。

(6)食用铁皮石斛之后又食用萝卜,会使肠道排空加速,不能有效地吸收铁皮石斛的成分,影响疗效。

(7)食用铁皮石斛,再食用绿豆制品,易被分解,抑制铁皮石斛的吸收。

(8)脾胃虚寒者忌服未煮热的鲜石斛汁。

(9)宜饭后0.5~1小时服用。

(10)女性经期不宜食用。

(11)在日常保健中,对铁皮石斛的食用量也需注意控制,吃多了易腹泻,而石斛碱的摄入量过大可能抑制心脏和呼吸、降低血压。

·储藏方式·

(1)阴凉干燥处冷藏。

(2)可用纸或布袋包装后将少量铁皮石斛鲜品放入冰箱冷藏。带叶品,先将叶茎分开后存于0~7℃条件下冷藏,可确保3个月内无变质。

三、麦 冬

·来源·

麦冬*为百合科植物麦冬的干燥块根。

·产地·

麦冬产于浙江、四川、湖北等地。

·形态·

麦冬呈轧扁的纺锤形块状，长1.5～3厘米，膨大部分宽5～10毫米，表皮黄白色至淡黄色，有细皱纹和轧破的裂痕，并可见细长的木心。

·辨别要点·

1. 综述　麦冬断面黄白色，半透明，具类白色木心，质柔韧。

2. 分类鉴别　主产于浙江省慈溪、余姚、杭州者称"浙麦冬"；主产于四川省三台县者称"川麦冬"。

（1）浙麦冬：表面淡黄色或黄白色，气微香，味甜，这是无硫品的特点，

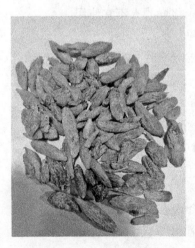

有硫品就显得白很多，而且闻起来隐约有刺激的味道，其他品种也是类似。浙麦冬表面有不规则的纵皱纹及须根痕，未干透时，质较柔韧，中柱细小已木化，因此轻轻一掰，会发现中柱并不断，可以被折弯。干后发硬，角质状，此时湿润一下，中柱还可以抽出。浙麦冬油性大，质量好，嚼之发黏。

（2）川麦冬：表面多呈淡黄棕色，整体较丰满。表面有不规则的纵皱纹，未干透的时候质柔韧，和浙麦冬一样，中柱

---

* 在中国第一部药物学著作《神农本草经》中将麦冬列入上品，为浙江八味道地药材之一。久服轻身，不老不饥。随生于阶沉，但用为上品。近几年糖尿病患者等人群用量较大，价格也水涨船高，伪品渐多，故本书将其列入。

细小木化,轻轻一掰,能感觉到中柱的存在,中柱不会断裂,可以被折弯。干后不甚坚,湿润后,中柱可以被抽出。川麦冬的质量相对于浙麦冬低一些,味甜较淡,嚼之不发黏。

· **性味与功能** ·

1. 性味　味甘、微苦,性微寒。归心、肺、胃经。
2. 功能　养阴生津,润肺清心。

· **药理作用** ·

麦冬含有多种甾体皂苷、黄酮类成分,具有明显提高人体耐缺氧能力、升高外周白细胞、提高机体免疫功能、改善心功能、抗心肌缺血及抗心律失常的作用;除此之外,对血糖具有双向调节作用,并能促进胰岛素细胞修复。

· **用法与用量** ·

1. 粥类　麦冬粟米粥:麦冬15克,鲜竹叶10克,粟米100克。将麦冬、竹叶煎水取汁,粟米加水煮至半熟时加入前汁,再煮至粥熟。适用于心热烦闷、口渴、舌红少津的症状。

2. 汤类

(1)麦冬、人参各10克,五味子6克,水煎服,每日2剂。适用于汗出虚脱,心慌心悸,血压过低,汗多口渴,体倦乏力(即生脉饮)。

(2)麦冬45克,加水煎成30～40毫升,分次服用,连服3～18个月。可缓解心绞痛,胸闷。适用于冠心病心绞痛。

(3)麦冬、天冬各20克,鲜竹叶10克,百合15克,水煎服。适用于治疗百日咳。

(4)麦冬、天冬、知母、川贝母、百部各9克,沙参12克,水煎服,每天1剂。适用于急、慢性支气管炎,表现为阴虚燥咳者。

(5)麦冬、天冬、知母、川贝母、百部各9克,沙参12克,水煎服。每天1剂。适用于急、慢性支气管炎表现为阴虚燥咳者。

(6)清中消痞汤:太子参15克,麦冬15克,制半夏7.5克,柴胡6克,生白芍10克,炒栀子7.5克,牡丹皮7.5克,青皮10克,丹参15克,甘草6克。先将药物用冷水浸泡20分钟,浸透后煎煮。首次煎沸后文火煎30分钟,二次煎沸后文火20分钟。煎好后两煎液混匀,总量以200毫升为宜,每日服1剂,早晚分服,饭前或饭后2小时温服。视病情连服3剂或6剂停药1天。待病情稳定或治愈后停药,服药过程中,停服其他中西药物。适用于主治浅表性胃炎、反流性胃炎、萎缩性胃炎等病,症见胃脘痞塞,灼热似痛,似饥不欲食,口干不欲饮,五心烦热,纳呆食少,大便燥秘,舌红少津或光剥龟裂,脉细或数等。慢性萎缩性胃炎一般需坚持服用3个月(1疗程)。

(7)山药冬麦燕窝:鲜山药150克,冬麦20克,燕窝5克,鸡汤750毫升,盐2克。将山药去皮,切成丁,麦冬去内梗,洗净。燕窝用45℃温水浸泡,去燕毛,洗净。将燕窝、山药、麦冬、鸡汤、盐同放炖杯内,置武火上烧沸,再用文火炖35分钟即成。可补脾胃,滋阴润肺,降低血糖。

(8)麦冬、黄芪各9克,党参、玉竹、黄精各10克,水煎服,每天1剂。适用于胃阴不足、慢性胃炎者。

(9)芦根30克,麦冬15克,知母12克。煎汁内服。适用于口渴咽干、多饮、心烦不宁等糖尿病患者,或见低热,舌红,脉细数。

(10)麦冬、乌梅、天花粉各15克,煎水取汁。每天2次。每次150毫升。可降血糖。适用于治疗糖尿病。

(11)肠燥便秘:麦冬、生地黄、玄参各15克,水煎服。每天1剂。可润肠通便。

3. 膏类　二冬膏:天冬、麦冬各等量。加水煎取浓汁,入约等量的炼蜜共煎沸。每次吃1匙。适用于阴虚肺热或肺痨咳嗽,咽干口渴,发热或潮热。

4. 其他　鸡蛋5个,枸杞子、花生米、瘦猪肉各30克,麦冬10克,盐、湿淀粉、味精各适量,调味。可滋补肝肾。适用于慢性肝炎、早期肝硬化等的辅助治疗。健康人食用能增强体质,防病延年。

·**注意事项**·
凡脾胃虚寒泄泻,胃有痰饮湿浊及暴感风寒咳嗽者均忌服。

·**储藏方式**·
阴凉干燥处冷藏。

四、海　参

·来源·

海参为海洋棘皮动物。

·产地·

根据产地可分为刺参、红参、黄
金刺参、乌爪参、北极海参等。

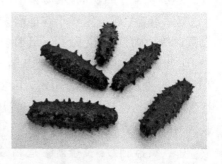

1. 刺参　其原产地包括我国的
大连、山东以及日本、朝鲜、俄罗斯
等地。

2. 红参　其原产地包括东北亚地区（黄海北部海面、日本海、北海）
及俄罗斯海参崴、白令海峡，在美国阿拉斯加也有少量分布。

3. 黄金刺参　其原产地在美洲。

4. 乌爪参　其原产地位于南美洲太平洋沿岸。

5. 北极海参　其原料产地位于中北美洲，加工产地位于日本北海道
和中国辽宁。

·形态·

全身长满肉刺。

·辨别要点·

1. 综述

（1）海参的大小与生长期、生长海域有关系。一般海参成长期是
3～4年，大的5～6年。

（2）日本刺参有6排肉刺，辽参有4排肉刺；野生海参的刺细长，养殖
海参的刺短粗。

（3）干的海参：切口愈合越紧实越好，刀口的肉越厚越好。

（4）海参行业标准：水分≤12%；盐分≤40%。

（5）泡发好的海参可以增至原重量的6～10倍。

2. 分类鉴别

（1）刺参：刺参又名海鼠、海瓜，体长20～40厘米，呈圆筒形，背面隆

起有4～6行大小不等、排列不规则的圆锥形肉刺（称为疣足）；腹面平坦，管足密集，排列成不规则的3行纵带，口位于前端；皮肤黏滑，肌肉发达，身体可延伸或卷曲。体形大小、颜色和肉刺的多少常随生活环境而异。刺参体壁厚而软糯，是海参中质量优异的品种。

（2）红参：颜色区别于其他海参的灰色、黑色、青色，通常呈淡红色、橙黄色等，因色彩鲜艳故得名红参。红参生活在水深100～350米的深水中，比普通刺参生长周期长1～2年，肉质更厚，刺多而细长。红参对于生存环境的要求极高，遇油即死。俄罗斯远东地区及阿拉斯加地区出产的红参为最佳，形态饱满、肉质厚，但出产量极少。日本北海道红参形态细长、肉质薄，但产量大。

（3）黄金刺参：黄金刺参是刺参的一种，颜色较浅，加工后的干海参呈现出黄色，如同黄金的颜色一样，故而得名。发好后的黄金刺参肉质莹白、口感黏滑。

（4）乌爪参：乌爪参分布广泛但产量少，营养丰富，蛋白质含量为54.31%，海参黏多糖等活性物质高达20%，富含海参皂苷、维生素和硒等微量元素，优质脂肪含量高。

（5）北极海参（北冰参）：北极海参产自加拿大北大西洋水下76厘米左右的冷水中，该水域表层最高水温不超过14度，冬季表面结冰，周围无工农业及人类活动的污染。生长时间长，营养保健价值极高。

· **性味与功能** ·

1. 性味　味甘、咸，性温。入肾经。

2. 功能　补肾益精，养血润燥。

· **药理作用** ·

海参富含精氨酸、叶酸、海参素、海参多糖以及多种蛋白质矿物质、维生素，除此之外，还含有两种ω-多不饱和脂肪酸，具有美容养颜、延缓衰老、促进造血、提高免疫力、促进胎儿大脑发育等作用。

· **用法与用量** ·

1. 粥类　海参50克，桂圆30克，搭配做粥，下入冰糖调味。可养肺止咳。

2. 汤类

（1）海参木耳汤：海参30克，黑木耳30克，猪大肠150克，煲汤调味。

适用于治阴虚肠燥之便秘。

（2）海参瘦肉汤：水发海参150克，猪瘦肉片50克，熟鸡蛋皮25克，酱油10毫升，料酒15毫升，味精2克，香油5毫升，煲汤调味。可补肾益精，养血润燥。适用于病后、产后体质衰弱者调理用。

（3）海参煲鸭汤：海参200克，老鸭1只，煲汤调味。可养阴益肾。适用于肾阴亏虚、肝肾不足引起的腰膝酸软、头目昏花、阳痿遗精、手足心热、失眠多梦等症。

（4）鲜海参100克，当归15克，黄芪30克，枸杞子15克，熟地黄30克，煲汤调味。适用于治再生障碍性贫血。

（5）海参150克，鲍鱼50克，冬瓜半只，蹄筋100克，冬笋100克，冬菇20克，火腿30克，青豆10粒，精盐4克，味精1.5克，油50克，米酒20毫升，煲汤调味。适用于治癌症患者术后、放化疗中贫血者。

（6）海参杞参汤：海参150克，党参、枸杞子各12克，煲汤调味。可补气益肾，生精养血。适用于气虚乏力、面色暗黄、头晕眼花、腰膝酸软、遗精、阳痿、小便频繁等症。

（7）海参羊肉汤：海参150克，羊肉120克，煲汤调味。可温肾助阳，缩泉固精。适用于肾阳不足、精血耗损导致的阳痿、遗精早泄、小便频数、性欲减退、腰膝冰冷等症。冬季极宜常食。

（8）海参鸽蛋汤：海参150克，肉苁蓉20克，红枣4枚，鸽蛋10个，煲汤调味。可补肾壮阳，补脾益气。适宜于精血亏损、腰腿酸软、虚劳、性功能低下、气弱懒言、阳痿以及遗精等。

（9）海参鸡汤：火鸡胸脯肉500克，火腿50克，海参500克，胡萝卜350克，煲汤调味。可大补元气，滋阳润燥，健体健脑。

（10）鲜海参100克，猪蹄200克，王不留行20克，当归15克，黄芪30克，煲汤调味。适用于治产后乳汁不足。

（11）海参适量，加冰糖适量，煮汤。每日早晨空腹服食，疗程不限。适用于治高血压，血管硬化。

4. 其他

（1）用榨汁机将海参和自己喜欢的蔬果加入蜂蜜一起榨碎后食用。适用于吸收不好，肠胃功能不好，牙口不好的老人及患者等，目前方法是营养吸收最好的方法。

（2）海参珍珠蜜：海参500克煮烂，加入白糖500克，蜜糖250克，珍珠粉30克，熬匀后装瓶，每次服1汤匙，每天2～3次。适用于治疗肝炎，肝功能不全，肝硬化。

（3）水发海参200克，荸荠200克，火腿60克，鸡蛋清25克，味精5克，米酒15克，湿淀粉50克，香油少许，调味蒸熟勾芡即可。适用于治癌症术后、放化疗中肝肾虚弱贫血者。

（4）海参、麦冬、银耳、荸荠各60克，蜂蜜适量。先将麦冬、荸荠水煎后去渣留汁，再将海参、银耳切碎放入药汁浓煎溶化，加蜜收膏。每服15～20克，每天开水冲服3次。适用于阴虚燥咳。

（5）海参、大枣（去核），焙干为末，每次10克。每天2次，用温开水送服，适用于治血虚症、胃及十二指肠溃疡。

（6）海参烧炭存性，研细末，每次用2克，加阿胶6克，加水半杯炖至溶化后，空腹用米汤冲服，每天3次。适用于治痔疮出血。

（7）海参肠中含有一种硫酸多糖，特别是含钒量相当高，海参肠30克，隔水蒸30分钟。适用于治小儿麻疹。

· **注意事项** ·

（1）海参性滑腻，咳嗽痰多、脾胃有湿、舌苔厚腻者不适宜食用壮阳补肾汤。

（2）感冒以及腹泻患者，暂时最好不吃海参。另外大便溏薄者也不宜。

（3）海参含蛋白质丰富，每次食用不宜过多，以免不易消化。

（4）做海参的时候如果放了醋，不仅在营养上会大打折扣，还会让海参的胶原蛋白的空间结构发生变化、蛋白质分子出现不同程度的凝集和紧缩，难以消化吸收。此外海参还不能和酸性水果、个别中药如甘草等一起食用。如果食用，至少需间隔1小时左右。

（5）泡发的过程不能接触油、盐。

（6）早餐前半小时空腹食用，能更有效吸收其中的营养成分，食用时可以蘸蜂蜜或优质酱油食用。

· **储藏方式** ·

（1）将海参晒得干透，装入双层食品塑料袋，加几颗大蒜，然后扎紧袋口,悬挂在高处。

(2)发好的海参不能久存,最好不超过3天,存放期间用凉水浸泡,换水每天2～3次,不要沾油或放入不结冰的冰箱中。

五、燕 窝

·来源·

燕窝也叫燕窝菜、燕菜、燕根,是金丝燕以及同属燕类用喉咙下面的黏液腺分泌出来的胶状性液体或者是绒羽与之混合凝结的燕窝。

·产地·

燕窝一般产于中国南部沿海一带、越南、泰国、马来西亚、印尼及菲律宾等地。会安白燕盏产于越南;天然血燕也叫洞燕,产于泰国;屋燕的主要产地是马来西亚和印度尼西亚。

·形态·

燕窝有半月形、三角形等。

·辨别要点·

1. 综述

(1)优质燕窝:完整饱满,纹理密实,色泽晶莹,杂质(燕毛)少,而且优质燕窝呈丝条状排列,水浸润呈银白色,晶亮透明,体柔软,有弹性,拉扯有伸缩反应。即好的燕窝要燕丝细而密。形状的大为好,带少许腥味,手感干爽(保持微少水分),有小量细毛,燕角比较细。另外燕窝有深浅、光暗之分,这是因为燕子不会每天都吃纯白色的食物,所以它的唾液不会是纯白色的。

(2)劣质燕窝:水分较高(压分量),用胶质涂抹(外观好),染色(外观好)或人造燕窝等。

2. 分类鉴别

(1)燕窝种类:有洞燕、屋燕、草燕3种。

1)洞燕:是金丝燕筑巢于山

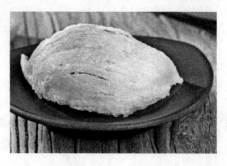

洞中的窝巢。

2）屋燕：是金丝燕筑于人们专门为它们建造的燕屋里的窝巢。但这并非人工养殖。

3）草燕：燕窝以杂草和杂质为主，外层和边缘以唾液相黏结，草燕食用价值很低。

（2）矿物质：

1）洞燕：因筑巢于山洞的岩壁上，岩壁内部的矿物质会经燕窝与岩壁的接触面或经岩壁的滴水，慢慢地渗透到燕窝内。虽然有很多矿物质对人体有益，但也有很多对人体有害。

2）屋燕：因筑巢于人工建筑房屋内的木板及墙壁上，所以不会受到不确定的矿物质干扰，更不会有重金属类矿物质潜在的危害。

（3）清洁度：刚采收的洞燕味道比较大，杂质也较屋燕窝要多。在处理上部分洞燕会相对麻烦。屋燕，都会受到屋燕主的悉心照料。屋燕会定期打扫清洁，屋燕的外观盏型更漂亮、饱满，清洁度也远远高于洞燕。

（4）营养价值：屋燕并不是人工养殖的，金丝燕的习性更让人无法对其进行人工饲养。屋燕主人并不提供任何食物给金丝燕，仅仅是提供了金丝燕筑窝的良好环境，金丝燕每天都是早出晚归，它们仍然完全靠自己觅食。所以屋燕与洞燕营养成分基本一致。

（5）价格：屋燕来源稳定，价格比起洞燕便宜了很多，是精明消费者的首选。

（6）泡炖时间：洞燕窝质地坚实，膨胀力强，发头幅度大，比较耐炖，需要炖2～4小时。屋燕燕窝比较嫩不耐火，其中一个原因是屋燕的采摘时间较短。

（7）口感：洞燕炖成后入口会觉爽口，但稍觉粗糙，不够软滑；屋燕炖成后清香爽滑，有质感，营养佳。

（8）气味：

1）燕窝原料：氨水味。新鲜的天然燕窝，会略带木屑味，类似霉味感觉。是因为燕窝本身是贴合在燕屋的木梁上筑的，木梁的分子会渗透到燕窝里面去。金丝燕喜欢阴暗、潮湿、偏热的环境，并喜欢有鸟粪等自己熟悉的味道,长久后,鸟粪会发酵,释放出很高浓度的氨气,毛燕(洞窝的一种)中会散发氨气味也是正常了。

2)干燕窝:腥味。经过挑毛清洗的加工过程,燕窝本身的腥味就出来了,由于燕窝干度不同(含水量不同),腥味的浓度也是不同的。好燕窝的腥味是很淡的,即使腥味最浓的时候也是淡淡的,不会浓烈。好燕窝(炖好的燕窝),其中的蛋清味渗透在燕窝里(小燕子破壳而出的时候,会有一股水从蛋壳里面流出),故而会闻到蛋清味。

(9)泡发:

1)洞燕:浸泡6～12小时,文火慢炖1～2小时。

2)白燕:浸泡4～6小时,文火慢炖0.5～1小时。

3)燕丝:浸泡1小时,文火慢炖30分钟。

4)燕条:浸泡4小时,文火慢炖1小时。

5)燕饼:浸泡3～4小时,文火慢炖1～2小时。

(10)等级:燕窝根据盏形的大小、加工后盏形的完整度(未进行修补、毛燕原料决定了盏形的完整度)及盏形的美观度进行分类。

1)燕窝的级别高低,一般根据燕盏大小来分别。

A.一个燕盏的背部的宽度如果和女孩子3个手指并起的宽度差不多则称为"3A"。

B."5A"就是5根手指并起来的宽度。

C."super"就是顶级,最大盏的燕窝。

2)采摘加工:按不同的采摘加工方法,燕窝可分为鹰盏、松盏、发头等,其辨别要点见表7。

表7 不同加工方法的燕窝鉴别

品　种	辨　别　要　点
燕盏	是指保留了采摘时完整的燕窝形状,为天然取出,所以形状大小有别。分为平盏(半月形)和三角盏。燕子在平直立面上筑的巢,呈半月状,称作平,而燕子在墙角或拐弯处筑的巢,呈三角形状,称作三角盏
松盏	与燕盏相同,仅仅是加工工艺的区别,燕窝风干时的方法不同而已,密盏与松盏无更多区别

品　种	辨　别　要　点
发头	是高质量的燕盏,盏形饱满厚实,燕丝较粗,泡发率可达6～8倍
燕丝	燕丝是指燕盏内一丝丝十分幼细的囊丝。发头同燕盏
燕条	燕窝采摘、加工或运输过程中的破盏称为燕条。或者是燕毛较多的原料,加工后无法归类燕盏的燕窝也称为燕条。形状没有燕盏漂亮,大条小条均有
燕角	是指是燕盏两端较硬部分,支撑整个燕巢重量的部分,也是燕子唾液最浓的地方,也是燕窝两端与壁面连接的部分。发头因为燕角质地比较坚硬,泡发和炖煮所花费的时间都比较长,泡发率一般
燕碎	挑毛、清洗或运输的过程中,燕窝碎裂的部分,却又无法成为燕条的称为燕碎。燕碎没有特定的形状,其形状细碎且来自燕窝的不同部位。发头的燕碎口感较燕盏、燕条差,炖制时间较短些,容易炖煮过烂,泡发率相对低
燕球或燕饼	工人收割时弄碎的燕窝,将燕窝压制成不同形状(如菱形、球形、半月形、长方形等)

3)颜色:按颜色可分为白燕、黄燕、血燕3类。

白燕:整个燕窝颜色米白,此白色为自然白且白中带点黄。天然燕窝的颜色呈米白色、米黄色或者米灰色,中间有些色泽过渡,由于批次、燕子生活习性、饮食习惯的差异,燕窝的颜色有白点的、有黄点的、有灰点的,都是属于正常的现象的。每盏的颜色都不是一模一样的。燕窝的颜色跟品质无关,但是所有的正品燕窝泡发后都是呈白色透明状。

黄燕:整个燕窝或燕窝大部分的地方颜色偏米黄,这是自然现象。

血燕:血燕(红燕)整个燕窝颜色为不均匀的棕色或棕黄色,底部颜色较深,中间和边缘较浅。血燕是洞燕的一种,因燕子所采集的食物含矿物质和铁质,经氧化后便会成红色,其产量极为稀少,除了矿物质含量高些,其他方面的营养价值与一般的屋燕相同。

3. 真伪鉴别

(1)成品燕窝鉴别:其辨别要点见表8。

表8 成品燕窝的辨别

方 法	辨 别 要 点
看纹理	真品燕窝上的纤维最好是一丝丝清楚可见,纹理清晰而粗细不一,越密越好。燕窝内部的囊丝杂乱而松散
看刷胶	优质的燕窝大多经过拔毛工序,丝与丝之间有明显的缝隙。刷胶的燕窝,表面反光,而且密实
看盏形	顶级的燕窝的形状要完整,大片(大约3个手指叠在一起),如果燕子在屋的横梁上筑巢,燕窝会成船形,如果燕子在墙角筑巢,燕窝会成三角形。内部丝丝分明。另外,也有加工完,成条形,和饼形
看泡发率	燕窝泡水后、分条、挑毛后,沥干后的重量与干货重量的比例称为泡发率。影响泡发率的因素有沥干后的含水量与燕窝批次的不同等。非泡率越高越好,一般是6～8倍,燕窝的真正质量的好坏取决于炖煮后的口感
看幼毛	燕窝泡发后,会看到少量的幼毛,若发现无细毛又极其干净,那很可能经过人为漂洗
闻味道	天然的燕窝,会略带点腥味,湿水泡浸之后,腥味更浓郁。假燕窝如猪皮,因经过油炸,即使有蛋白作中和,也难盖其油味。其他如海藻,不但无燕窝蛋白香气,而且带有浓烈海藻味
看外表	若挑选全干燕窝盏,用手拿起会感觉到燕盏粗糙,而且特别干脆,会刮出声响,容易碎烂,而加工的燕窝于表面搽上物质,较为干身及厚身,但只是"皮干肉不干",不但很难折断,富弹性,浸出来的水分显得混浊,甚至出现气泡
看色泽	因为每只燕子所吃的食物不同,所以它们的唾液颜色亦会不同,故每片燕窝上的颜色深浅不一

(2)五步鉴别法:燕窝品质优劣真伪还可通过看、闻、发、拉、炖等方法来辨别(表9)。

表9 五步鉴别法

方 法	辨 别 要 点
看	燕窝应该为丝状结构,由片块结构构成的不是真燕窝。就是拿燕窝对着光源看,正常的燕窝不是密不透风的(雨季顶级超轻毛部分密盏,由于原料的杂质,细毛少,或基本没有细毛,密不透风的现象会存在的,这也是燕窝中的极品),还有一般会夹杂一点小细毛,颜色应该是浅灰或淡黄的

续 表

方 法	辨 别 要 点
闻	气味特殊,有强烈鱼腥味或油腻味道的为假货。真正的燕窝是有味道的,是一股淡淡的腥味,或是会有一种淡淡的木霉味
发	发指的就是泡发,就是发头,指就是燕窝干身时的重量和泡发后的重量比,一般优质的燕窝发头在6~8倍
拉	取一小块燕窝以水浸泡,松软后取丝条拉扯,正品燕窝弹性较好;用手指揉搓,没有弹力能搓成糨糊状的是假货
炖	指炖制燕窝,一般用电磁炉隔水炖20~25分钟就可以了。炖完后会有一股浓郁的蛋白清香扑鼻而来,这是真假燕窝的一个重要指标。假的燕窝是不会有这种清香的蛋白味的

·性味与功能·

1. 性味　味甘,性平。归肺、胃、肾经。

2. 功能　养阴润燥,益气补中,美容养颜。

·药理作用·

燕窝含有丰富的蛋白质、氨基酸、碳水化合物、钙等,除此之外,还有一种多肽类物质(表皮生长因子,被誉为"美容基因")。其具有美容养颜、提高免疫力的作用。

·用法与用量·

1. 粥类　粟米粥燕窝　燕窝3~5克,粟米150~200克。将燕窝炖好、粟米粥熬好,然后搅拌在一起即可。可消除水肿,清热解毒,养颜。

2. 汤类

(1)川贝冰糖雪梨炖燕窝:把择净的燕窝放入做好的雪梨盅,盖上剩余部分,放入炖盅,再倒入煮好的川贝母水50毫升,清水100毫升,冰糖30克,炖盅加盖文火隔水炖30分钟左右即可。可清洁呼吸道,儿童首选。

(2)木瓜银耳炖燕窝:银耳30克,煮沸30分钟,放入木瓜100克焖5分钟,即得木瓜银耳汤,将木瓜银耳汤倒入炖好的燕窝中即可食用。可补气清浊,美白养颜。

（3）芝麻糊燕窝：燕窝3～5克，黑芝麻糊适量将燕窝炖好后，加入适量的芝麻糊、冰糖水搅拌后即可食用。可健胃，保肝，助黑发。

（4）红枣燕窝：燕窝3～5克，红枣2～3个，冰糖。最后加入红枣炖5～10分钟即可。可强筋壮骨，养阴，润燥，养颜，延缓衰老。

（5）猪骨汤燕窝：燕窝3～5克，猪骨汤适量，炖25分钟左右，最后加入猪骨汤与少量食盐调味即可。可补脾气，润肠胃，生津液，丰机体，泽皮肤，补中益气，养血健骨。

（6）鲫鱼汤燕窝：燕窝3～5克，鲫鱼汤适量，炖25分钟左右，最后加入鲫鱼汤与少量食盐调味即可。适用于产妇的催乳。

（7）燕窝炖鸡：燕窝25克，去皮鸡250克，龙眼肉10克，姜10克，水1 000毫升，煲汤调味。适用于病后贫血，养阴补阳。

（8）椰汁燕窝炖冰糖：燕窝25克，鲜奶150克，椰汁20克，冰糖适量，水500毫升，蒸炖调味。可滋阴，润肺，养颜。

（9）燕窝炖蜜枣：燕窝25克，杏仁15克，北沙参10克，金丝蜜枣30克，水1 200毫升，冰糖适量，炖汤调味。可润肺，止咳。

（10）燕窝炖莲子：燕窝25克，莲子、百合、龙眼肉各15克，水1 000毫升，冰糖适量，炖汤调味。可养神，补血。

（11）燕窝炖荔枝：燕窝25克，鲜荔枝肉250克，冰糖适量，水1 000毫升，炖汤调味。可养神，补血。

（12）龙枸燕窝汤：将西洋参25克，冰糖30克，枸杞子20克，龙眼肉30克，放于砂锅加水炖30分钟左右，再加入1～2盏炖好的洞燕炖制2分钟即可。适用于肺结核具干咳、盗汗、潮热之症及气阴两虚神疲乏力者等。

（13）莲子枸杞冰糖燕窝：燕窝3～5克，枸杞子适量，冰糖，莲子适量，将燕窝炖25分钟左右，出锅后加入枸杞子即可。可益气补中，补气养血，促进睡眠，养心安神。

（14）虫草西洋参燕窝：燕窝3～5克，西洋参2克，冬虫夏草2～3支，将燕窝炖20分钟左右，最后加入西洋参与冬虫夏草炖10分钟左右即可。可养心安神，滋阴润肺。适用于体弱多病、久病初愈者。

（15）龟苓膏燕窝：燕窝3～5克，蜂蜜、龟苓膏适量。将燕窝炖25～

30分钟,出锅冷却后加入适量龟苓膏蜂蜜即可。可清热去湿,止咳润肺。

(16)火龙果燕窝:燕窝3～5克,火龙果50克,蜂蜜20克,炖燕窝出锅待冷却后加入适量火龙果蜂蜜即可。可抗衰老,有抗氧化,抗自由基,养阴,润燥。

(17)石榴燕窝:燕窝3～5克,石榴30克、蜂蜜15克或冰糖15克,将燕窝炖25～30分钟,出锅待冷却后加入适量石榴蜂蜜即可。可美容养颜,养阴,排毒,抗氧化。

(18)水果燕窝:燕窝3～5克,石榴30克,芒果20克,猕猴桃20克,橙子50克,适量蜂蜜等,炖燕窝25～30分钟,出锅待冷却后加入适量水果蜂蜜等。可润肤养颜,补肾益精,养阴润肺,健脑益智,平肝养胃。

(19)西红花燕窝:燕窝3～5克,西红花1克,红参1克,冰糖水适量,蒸炖调味。可滋阴养血,活血通经,祛瘀止痛,美容养颜。

3. 其他

(1)红豆百合莲子燕窝:将红豆、百合、莲子各30克,加水200毫升煮1小时后,倒入炖好的20克燕窝中即可食用。可清肺补气。

(2)核桃露燕窝:燕窝3～5克,核桃牛奶适量,最后将燕窝与核桃露搅拌一起即可食用。可增强孕妇免疫力,促进婴儿或小孩脑部发育。

(3)藕粉燕窝:燕窝3～5克,藕粉适量,再将已经炖好的燕窝加入冲好的藕粉中,慢慢搅拌即可食用。可益血,止血,调中,开胃。

(4)牛奶花生燕窝:燕窝3～5克,花生适量炖25分钟左右,最后加入熟透的花生与牛奶即可。可缓解反胃不舒,催乳,肺燥咳嗽。

·注意事项·

(1)对蛋白质过敏的人:燕窝的主体还是蛋白质,过敏人群慎用。

(2)癌症患者:燕窝中的表皮生长因子能影响人体皮肤,能启动抗衰老细胞,使皮肤变得光滑而有弹性。但这类物质同样可能作用于晚期癌细胞,促进其进一步生长。所以如果是未经治疗或癌症晚期患者,请不要食用。

(3)不满4月的初生儿:不能直接吸收,要吃也只能通过母乳吸收。

(4)感冒未愈者,人体对燕窝营养吸收能力差,不单只燕窝,其他补品也最好不要吃。

（5）正处在生理期间的女性，人体处在失衡状态，气血和脾胃都处在较低的运转状态，对营养的吸收大打折扣，会把燕窝浪费掉，故应在经期后，脾胃恢复正常后再吃。

（6）在服用其他药物的时候，不管是中西药，期间都可以吃燕窝，只是要避免同时吃，一般要隔开1～2个小时。

（7）吃燕窝要避免同时喝茶，因为茶叶里面含有茶多酚，会破坏燕窝的营养，最好就隔开1小时再喝。

（8）燕窝的炖服法：

1）关于火力，大火烧开水后要转小火，大火会破坏燕窝的组织结构，影响其营养成分。

2）不可以把燕窝直接在锅里煮，否则会溶化的什么都没有了。切忌用高压锅炖燕窝。

3）为了避免炖化了，可在炖的过程中多看几次，用电炖盅做的燕窝，时间到后应及时取出，因为锅里的水还是热的，不取出相当于还在继续加热，燕窝就容易化掉了。

4）燕窝性平，可以和各种食物相配，不过燕窝配食讲究"以清配清，以柔配柔"一般食用燕窝期间少吃辛辣油腻食物。

· 储藏方式 ·

（1）做好后的燕窝放在冰箱里可保鲜7天。

（2）干燕窝：

1）燕窝量比较大：建议将燕窝密封好后，放冰箱中冷藏，温度控制在0～2℃，每15～20天检查1次燕窝是否受潮。

2）燕窝量比较少：确保燕窝在短时间内食用完成。把干燕窝放在阴凉干燥处密封保存，要避免阳光照射、潮湿。

六、哈蟆油

· 来源 ·

哈蟆油由东北地区的林蛙雌蛙输卵管的干燥物制成的，这种东北地

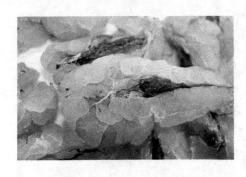

区特有林蛙，又称雪哈。哈蟆油根据加工方式不同可分为雪哈膏、雪哈油等。

·产地·

哈蟆油主要产于我国东北的长白山脉、小兴安岭、张广才岭、老爷岭、完达山脉，是东北地区特有的林蛙的输卵管。

·形态·

野生哈蟆油因为其食物不同采摘时干度不同，哈蟆油为不规则弯曲、相互重叠的块状，大小不一，表面淡黄白色或黄白色，呈脂肪样光泽，外面偶尔带有灰白色的薄膜状的干皮或黑色裂痕，手摸有滑腻感，遇水膨胀，颜色雪白，呈胶冻状，气味特异，嚼之黏滑，味干腥。

·辨别要点·

1. 综述　以块大、干燥、无膜、无杂质、白色或黄白色为佳。干品是浅玳瑁色，完整一副，而没有黑色附着物的，便属上品。

2. 真伪鉴别

（1）一般性状鉴别

1）真哈蟆油：优质哈蟆油呈不规则片状，弯曲重叠，长1.5～2厘米，厚1.5～5毫米。表面黄白，蜡质状，微透明，有脂肪样光泽，偶带有灰白色薄膜状干皮。真哈蟆油含潮20%状态下是黄色或淡黄色块状半透明，无潮干品哈蟆油是浅黄色或黄杂褐色，蜡质明显半透状；摸有滑腻感，在温水中浸泡，体积可膨胀10～15倍。气腥、味微甘，嚼有黏滑感。以完整少碎片的为上，越是通秀的哈蟆油，泡发率越高，不同品质的哈蟆油泡发率差别很大，不好的哈蟆油泡发率可能只有1∶5。

2）假哈蟆油：多用普通青蛙或者蟾蜍的卵巢加工而成；呈不规则条形状，排列成螺旋形，表面呈蛋黄色加浅青色，无脂肪样光泽，有明显纤维膜贯穿其中，油性小，微腥无香味，味微苦，发涩。伪品多以牛蛙肠子制成碎油，呈黄至浅黄色，色泽较真品浅，无真品特有黑色血管网。

（2）鉴别方法：见表10。

表10 哈蟆油的鉴别方法

方 法	辨 别 要 点
浸水	① 真哈蟆油吸水性强,水浸体积增大,而且由于吸水量大,哈蟆油组织结构破裂,呈膨大的海绵体,真的联体油泡发倍数为60倍以上; ② 假哈蟆油吸水量小,体积略微膨胀,由于吸水量小,泡发倍数也很低,假货如牛蛙油,泡发倍数十几倍,黑龙江小油30～40倍,朝鲜小油40倍以上。青蛙油和癫蛤蟆油普遍不泡发
认产地	真哈蟆油认准是东北林蛙所出
看泡发状态	真哈蟆油泡发之后呈现颜色为白色半透明,形状如棉絮、如云朵。色泽偏白,肉厚,带有清淡的鱼腥味,用水浸泡之后发胀程度跟原来的比例为1：60
看输卵管粗细程度	一般牛蛙油会以碎油的形式去卖,牛蛙输卵管的干制品很粗,其直径远远高于哈蟆油,黑龙江小油的输卵管直径低于哈蟆油
看剥法	要看哈蟆油是干剥还是湿剥,也就是吊干才剥还是生剥。后者并非是劣质品,价格会比干剥的便宜,但含水率高达20%～50%,药用价值会比干剥的略低

· **性味与功能** ·

1. 性味 味甘、咸,性平。归肺、肾经。

2. 功能 补肾益精,养阴润肺。

· **药理作用** ·

哈蟆油含有丰富的胶原蛋白、氨基酸、核醇、雌醇、辛酮等物质。具有美容养颜、增强免疫力、抗疲劳、增强性功能、保护心血管系统的作用。

· **用法与用量** ·

1. 汤类

（1）翡翠雪哈：水发哈蟆油200克,鸡脯肉125克,猪膘肉25克,鸡汤500克,芝麻油1.5克,煲汤调味。可润肺养阴,美容养颜。适用于病后虚弱、产后体弱、肺痨咳嗽、吐血、盗汗、神经衰弱、女性性功能减退等症。

（2）雪哈莲子红枣鸡汤：哈蟆油19克，莲子57克，红枣（去核）12颗，小母鸡1只，姜4片，清水15碗，盐适量，煲汤调味。可美容养颜。

（3）雪哈红莲煲鹌鹑：哈蟆油15克，红枣15枚，莲子肉50克，陈皮1克，鹌鹑2只，煲汤调味。可滋补养颜、养血润肤，尤其是在秋冬季节饮用，又可防止天气过分干燥而引起皮肤干燥瘙痒的症状出现。

（4）口蘑烩雪哈：哈蟆油10克，水发口蘑10克，冬笋10克，豌豆10克，猪油25克等调料，煲汤调味。可开胃，理气，滋阴养颜。适用于面黄枯瘦、不思饮食、体弱、吐血、盗汗、女子性功能低下等症。

（5）银耳雪哈：哈蟆油25克，水发银耳50克，高汤500克，煲汤调味。可补肾益精，润肺养阴。适用于病后、产后虚弱，肺痨咳嗽，吐血，盗汗，神经衰弱，女性性功能低下等症。

（6）珍珠雪哈：哈蟆油25克，珍珠粉0.2克，鸡脯肉75克，猪膘肉25克，火腿15克，冬笋15克，鸡汤500克，芝麻油0.2克，煲汤调味。可健肌肤，美容颜。适用于女性性功能低下、皮肤粗糙、产后虚弱，肺痨咳嗽，吐血，盗汗，神经衰弱等症。

（7）荷花雪哈：哈蟆油15克，西红柿1 000克，青梅丁5克，冰糖250克，水150克，煲汤调味。可补肾益精，润肺养阴。适用于产后虚弱、肺痨咳嗽、盗汗等症。

（8）芙蓉雪哈：哈蟆油10克，鸡蛋3个（只取蛋清），豌豆10克，熟火腿10克，冬笋5克，水发冬菇5克，猪油25克，花椒水10克，煲汤调味。可滋阴润燥，养心安神。适用于心烦不眠、燥咳、声哑、目赤咽痛、胎动不安、产后口渴、下痢、烫伤等症。

3. 其他

（1）杏仁薤白雪哈羹：杏仁12克，薤白10克，哈蟆油5克，冰糖20克。煮羹调味。可滋阴补血，止咳化痰。适用于痰瘀型冠心病患者。

（2）虫草雪哈：冬虫夏草10克，哈蟆油10克，冰糖10克，水蒸调味。可养阴益精，滋补肝肾。适用于阴亏肝郁型冠心病患者。

（3）菠萝雪哈：干哈蟆油15克，菠萝罐头1盒，水500克，白糖250克。调味。可清热解暑，消食止泻，滋阴润肺。适用于身热烦渴、消化不良、支气管炎、肺痨咳嗽、盗汗等症。

（4）雪梨蚌花羹：瘦猪肉250克，雪梨4个，银耳60克，哈蟆油30克，蚌花60克。可清补润肺，化痰止咳。适用于燥热伤肺，症见咽干痰黄稠或干咳无痰，或肺阴不足，阴虚火旺之久咳痰红；亦适用于肺结核咳嗽痰中带血，潮热心烦，淋巴结炎。

（5）雪哈猴头菇：哈蟆油6克，水发猴头菇150克，鸡脯肉100克，虾仁100克，冬笋25克，油菜15克，火腿15克，鸡蛋2个（只取蛋清），猪油75克。调味。可补肾益精，润肺养阴。适用于病后虚弱、肺痨咳嗽、吐血、盗汗、面黄肌瘦等症。

（6）什锦雪哈：哈蟆油25克，松子仁25克，苹果50克，香蕉50克，橘子50克，鸭梨50克，菠萝50克，金糕50克，凉拌调味。可补肾益精，润肺养阴。适用于一切虚损、肺痨咳嗽、烦渴等症。

（7）红枣雪哈：红枣25克，水发哈蟆油200克，黄瓜750克，橘子（罐头）50克，白糖500克，醋20克，香草粉1克，姜15克，拌匀调味。可补气血，益肾精。适用于气虚、血虚、面黄肌瘦、容颜憔悴、皮肤粗糙等症。

（8）雪哈海参：哈蟆油6克，水发海参600克，猪瘦肉300克，猪油75克，湿淀粉125克，鸡汤200克，调味。可补肾益精，润肺养阴。适用于病后虚弱、肺痨咳嗽、吐血、盗汗等症。

· **注意事项** ·

（1）阳虚、感冒、大便稀烂的人，都不适合食用。

（2）脾胃虚弱和消化能力弱的人，以及老年人要慎用。

（3）内分泌失调的人食用哈蟆油后可能会引起月经失调，育龄妇女要慎食，尽量少吃，而且对于年轻女性来说，过高的激素是妇科病的致病因素之一。

（4）儿童不宜，可能会导致性早熟。

（5）严重糖尿病、肺胃虚寒、腹泻。有子宫肌瘤者，不能吃哈蟆油。

（6）哈蟆油不可以和绿豆一起煮着吃，因为绿豆可以分解哈蟆油的营养成分。

（7）哈蟆油不要空腹使用。建议食用哈蟆油的最佳的时间在晚餐后临睡前。

（8）哈蟆油发泡而不食用3天后味道就会变质，所以需要发泡即食。

·储藏方式·

（1）纯干品（无潮）野生哈蟆油是不用放在冷藏柜或冰箱中保存，放在带盖的玻璃瓶中在室内正常存放。这种存放能保证哈蟆油的质量。

（2）含潮的哈蟆油必须存放在冷藏柜或冰箱中，以防止发热发霉造成哈蟆油的浪费损失，这种纯天然产品损失的不是金钱而是资源。发霉的哈蟆油不可再服用。提醒不要购买含潮连体（大整块）哈蟆油。而且含潮的哈蟆油不可长时间在冷藏柜或冰箱中存放，一般保存不超过1个月。

第四章 补阳药

一、鹿 茸

·来源·

鹿茸是指梅花鹿或马鹿的雄鹿未骨化而带茸毛的幼角。雄鹿的嫩角没有长成硬骨时，带茸毛，含血液，叫做鹿茸。夏秋两季雄鹿长出的新角尚未骨化时，将角锯下或用刀砍下，用时燎去毛，切片后阴干或烘干入药。

·产地·

鹿茸主产于吉林、黑龙江、辽宁、内蒙古自治区、新疆维吾尔自治区、青海等地。

（1）梅花鹿鹿茸主产于吉林、辽宁。

（2）马鹿鹿茸主产于黑龙江、吉林、青海、新疆维吾尔自治区、四川等地。

·形态·

（1）鹿茸体轻，质硬而脆，气微腥，味咸。通常有1或2个分枝，外皮红棕色，多光润，表面密生红黄或棕黄色细茸毛，皮茸紧贴，不易剥离。

（2）鹿茸片呈圆形或椭圆形，直径1~4厘米，片极薄。外皮为

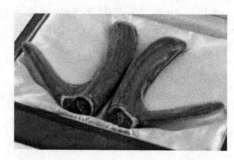

红棕色。锯口面为黄白至棕黄色，外围有一明显环状骨质或无、色较深，里面具蜂窝状细孔，中间渐宽或呈空洞状，有的呈棕褐色。体轻，质硬而脆。气微腥、味咸。

·**辨别要点**·

1. 综述

（1）鹿茸：以粗壮、挺圆，顶端丰满，毛细柔软，色红黄，皮色红棕，有油润光泽者为佳。

（2）鹿茸片：以体轻，断面蜂窝状，组织致密者为佳。

2. 分类鉴别

（1）鹿茸：

1）梅花鹿茸与马鹿茸：

A. 皮毛及气味：梅花鹿茸（较好）皮红黄色，茸毛较稀而粗，体轻。气微腥，味微咸；马鹿茸（一般）茸毛粗长，灰色或黑灰色。锯口色较深，常见骨质。气腥臭，味咸。

B. 梅花鹿茸因系家养，适时取茸，故多为"二杠"。马鹿茸多为野生，猎捕时不一，故多为"三岔""四岔"或更多。

C. 梅花鹿茸大挺圆而饱满，马鹿茸则较扁圆。

2）按采收方法不同分类鉴别，可分为砍茸与锯茸二种，砍茸又分为梅花砍茸和马茸砍茸。

A. 砍茸：

a. 梅花砍茸：即带脑骨的成架的茸，昔日以整架为名贵。多为"二杠"，二茸相距3～4指。脑骨前端平齐，后端有1对弧形骨分列两旁，俗称"虎牙"，可借此放平。脑骨均洁白无残肉，外附脑皮，脑皮多抽缩与脑骨下端分离。毛黄棕色，脑壳有锯齿状骨缝数条，质坚硬。

b. 马茸砍茸：形状似梅花鹿茸而粗大，分枝亦较多，侧枝1个习称"单门"，2个称"莲花"，3个称"三岔"，4个称"四岔"或更多，其中以"莲花""三岔""四岔"较多。

东北产的马鹿茸：长15～33厘米，皮灰黑色，毛青灰色或灰黄色。锯口外围显骨质，分岔愈多则愈老，毛粗而疏，下部具纵棱。稍有腥气，味微咸。

西北产的马鹿茸：长可达90厘米，挺多不圆，顶端圆扁不一。表面有棱，多抽皱干瘪，侧枝较长且弯曲。毛灰色或灰黑而粗长。锯面色较深，上端紫红色，中端以下灰红色，下部灰白色，常见角质，有腥臭气，味咸。

四川产的马茸：分岔较多，一般为四岔、五岔、六岔；毛长而密。马茸品质均以挺枝饱满、体轻，下部无棱线，断面蜂窝状、致密，米黄色者为佳。

B. 锯茸（梅花锯茸）：

a. 具1分枝锯茸习称"二杠"，"二杠"大挺以根部至顶端均呈圆柱形，仅有分岔处稍扁。

b. 头茬茸挺高13～20厘米，锯口直径约3.4厘米，离锯口约3.3厘米处分枝，分枝长约10～17厘米，直径较挺略细。表皮红棕色或棕色多光润，外附红黄色或浅灰色致密的茸毛，上端较密，下部较稀。虎口内侧均饱满不陷，皮茸紧贴，虎口中有灰色筋脉1条，茸下部无纵棱（不起筋）。以锯口洁白有蜂窝，外圈无骨质，体轻，单枝掷桌如朽木声，品质最好。

c. 二茬茸大挺长不圆，或上粗下细，下部纵向多起筋，皮色灰黄不等，毛纹粗糙，质较头茬茸硬而老，锯口外圈多以骨化，体较重，单支掷桌上如木棍声，质较差。

d. 具2分支者习称"三岔"，挺长27～33厘米，较"二杠"稍细而不圆，略显弯弓形向后偏，分岔也较长，顶端稍尖无弯头，下部多有纵棱及突起的疙瘩，皮红黄色，毛略粗糙，质较次。

（2）鹿茸片：

1）按动物分类鉴别：可分为花鹿茸片、马鹿茸片、驯鹿茸片。

A. 花鹿茸片：圆形或近圆形，切面直径1～5厘米；外表面密生红黄色或棕色细茸毛（有时可见燎痕或利痕）；外皮红棕色或棕色，多光润；中部黄白色、无骨化、密布细孔；体轻质软富弹性（有时可见小而角质样片即蜡片）；气微腥、味微咸。

B. 马鹿茸片：圆形或类圆形，切面直径1～3厘米；外表面茸毛灰褐色或灰黄色（有时可见燎、刮痕），可见棱筋及疙瘩状突起；外皮灰黑色、较厚；中部灰白色或黄白色密布蜂窝状小孔；气腥味稍咸。

C. 驯鹿茸片：长椭圆形或长圆形，切面长轴直径1～5厘米，短轴直径0.5～2厘米；表面茸毛灰白色，稀疏、粗而长；外皮灰棕色，角质化较厚；中部白色或红棕色，可见由外向内的骨化圈明显，约为直径的1/2，中间可见蜂窝状孔纹、稀疏、质硬、无弹性，有时透明；气微味淡。

2）按切片部位分类鉴别：可分为血片、粉片、沙片。

A. 血片：鹿茸的切片，近顶处切下的，叫做血片。血片厚约1毫米，呈蜜脂色，微红润，片面光滑。花茸血片用的是鹿茸角尖部分的切片，俗称"蜡片"和"血片"，但是数量很少。这种上品鹿茸通常是浅棕色或棕色、半透明圆形薄片，气味微腥，有轻微的咸味，在薄片周边的外皮有红棕色或棕色的茸毛。血片功效甚佳，价格昂贵，粉片次之，沙片又次之。

B. 粉片：在鹿茸下段切下的称做粉片。就是鹿茸中上部的"粉片"和靠近根部的"老角片"，这两种鹿茸多为圆形状、粉白色（或者浅棕色）的厚片，质地坚硬粗糙，没有骨质或略有骨质，中间部分有肉眼可见的蜂窝状细孔，气味、味道与"血片"相同。粉片厚约1.5毫米，呈灰白色，起粉，片面光，有细孔，周皮紫黑色，有腥气。

C. 沙片：沙片则邻近骨端，片面粗糙，有蜂窝状细孔。

附注：

a. 花茸片：为梅花鹿的幼角片，也称黄毛茸。花茸片较圆细，切面皮层薄亮，并可见黄绒毛，切面平坦，乳白色、淡黄色或红棕色，中心密布灰褐色细孔。具有粉片、蛋黄片、血片、蜡片等特征。

b. 角尖部切片：角尖部切片习称"蜡片""血片"，切面乳白色，浅黄棕色，半透明，微具光泽。

c. 中上部切片：中上部切片习称"粉片"或"蛋黄片"，切面粉白色，中间有极小蜂窝状细孔。

d. 下部切片：下部切片习称"芝麻片"或"老角片"，切面灰白色或灰棕色，切面中间蜂窝状细孔。外皮无骨质或略具骨质。质坚脆，气微腥，味微咸。

e. 马茸片较粗大，切面皮层较厚，或偶见骨质，蜂窝孔较粗，多不具血片、蜡片等特征。

3）排血茸片与带血茸片的区别

A. 排血鹿茸饮片：多数加工成圆形，斜形薄片或破碎薄片，胶质透明，无角质化，外皮薄呈浅棕色或灰黄色，由于排血干净的鹿茸片呈白色，或白黄色，结构清晰，外观色美，体轻，气微腥，味微咸。

B. 带血鹿茸片：

a. 成圆形薄片或破碎薄片，外皮较硬，皮色灰暗黄，饮片多呈黑色或白色，茸的尖部首层白如蜡，油润如脂，气味腥浓，味微咸。

b. 马鹿茸茸片及马鹿茸在加工的时候是不排血的，所以马鹿茸的粉片和老角片也是红棕色的。区别是：① 看鹿茸片表面的质地，质地细腻，没有小孔的为血片；② 看周围茸毛的毛色，青色的是马鹿茸，而非花鹿茸血片；③ 看鹿茸片的大小，只有小的才是上等血片。

3. 真伪鉴别

（1）鹿茸：

1）伪品：驼鹿茸为鹿科动物驼鹿的幼角，整体较粗大，分岔较粗壮且扁宽。分岔较多，断面外皮棕色或黑色，中心淡棕红色。

2）狍茸为鹿科动物狍的幼角，多见带有头盖骨的双茸，通常为3岔，基部有纵棱筋及明显的瘤状突起。

3）草鹿茸、水鹿茸、白唇鹿茸和赤鹿茸的分枝均较少，茸毛较粗长，茸形与鹿茸有明显的区别。

4）假鹿茸是用动物毛皮包裹动物骨胶等仿造的。而且假鹿茸体重，质坚韧，不易切断，气淡，能溶于水，溶液呈混浊状。

（2）鹿茸片：

1）伪品鹿茸片也类似圆形，但厚薄不均，直径1.5～3.5厘米，外皮呈灰褐色，毛短。切断面棕紫色，切面外圈显骨质，蜂窝孔面窄或无蜂窝状细孔，且气味淡薄，外毛皮可剥离。

2）以鹿角片代替。

3）以猪皮包裹面粉，猪血的混合物再切片。

4）外皮为真品鹿茸片，里面填充其他物质。

5）伪品鹿茸片有圆形和半月牙形，而真品则只有圆形。

6）鹿角片边缘角质化程度高，甚至会有齿状突起，而真品的角质化程度低，均无突起。

7）伪品鹿茸片入水变形，加热搅拌破碎，煮沸变软变糊。

· **性味与功能** ·

1. 性味　味甘、咸，性温。归肾、肝经。

2. 功能　补肾阳,益精血,强筋骨,调冲任,托疮毒。

· **药理作用** ·

鹿茸含有磷脂、糖脂、胶脂、激素、脂肪酸、氨基酸、蛋白质及钙、磷、镁、钠等成分,其中氨基酸成分占总成分的一半以上。鹿茸具有促进血细胞增殖和代谢(消肿、抗炎、抗过敏)、调节心血管系统功能、促进生殖发育、抗衰老的作用。

· **用法与用量** ·

1. 茶饮　鹿茸2～3片,人参1克。用沸水泡6分钟左右,焖泡为佳,饮其水。反复泡饮至无色无味后将参食用。适用于补肾壮阳。

2. 汤类

(1)鹿茸10克,龟板、熟地黄各100克,红糖1 000克。把鹿茸、龟板、熟地黄加凉水适量,浸泡半天,文火煎煮,过滤取汁。按上述方法煎煮3次,去渣取液,合并滤液,文火将药液煮浓缩到500毫升左右。每次2食匙,每天3次,空肚子热水化服。适用于肾病。

(2)淮杞鹿茸汤:鹿茸片5克,淮山药30克,枸杞子15克,红枣5枚,生姜、米酒少量,炖熟调味。可补养肝肾强筋健骨。

(3)鹿茸人参炖童子鸡:鹿茸1克,人参3克,童子鸡1只,适量盐,煲汤调味。可益气壮阳。

3. 酒类

(1)鹿茸10克,白酒500毫升。把鹿茸放进白酒中泡7天后备用。每次10毫升,每天3次,口服。可补肾健骨。适用于治疗老人因跟骨增生脚跟痛。

(2)嫩鹿茸30克(去毛切成片),山药(末)30克,用小布袋包裹,放在酒瓶中封存,7天后开瓶。每天饮3盏,同时将鹿茸焙干制丸服用。也可以用蛤蚧尾10克,鹿茸5克,一起研成细末,把研好的药末分10包,每次半包,空肚子服。适用于治疗阳痿,小便频数,脸色苍白。

(3)鹿茸虫草酒:将洗干净的20克鹿茸片,90克冬虫夏草装袋内,扎口,置瓷坛中,加1 500毫升高粱酒,密封坛口,每天摇1次,泡10天以上。每夜服30克。可益精血温肾阳。适用于阳痿,不育,性欲淡漠。

4. 散剂

(1)鹿茸30克,龙骨30克,鳖甲30克,熟地黄30克,乌贼骨30克,续断30克,肉苁蓉45克,为末。适用于肾虚冲任不固的崩中漏下。

（2）鹿茸粉1克,每天2次,口服。用温热水送下连续服用3个月。可温肾益髓生血。适用于治疗再生障碍性贫血。

（3）鹿角霜、密陀僧、茯苓、天冬各等份,共研成细末。每天睡觉前,先使用清水洗脸,用一小块茄子擦拭患处后,再将药末放进蜂蜜中调匀敷在患处,第二天用清水洗去,通常用药10天就能够见到效果。适用于治疗汗斑雀斑。

5. 丸剂

（1）用人参55克,鹿茸33克,党参55克,巴戟天53克,枸杞子73克,杜仲132克,肉苁蓉44克,胡芦巴50克,菟丝子66克,茯苓48克,补骨脂66克,熟地黄88克,茴香88克,狗脊88克,炼蜜为丸。适用于治肾虚腰疼,阳痿不举。

（2）熟地黄45克,山茱萸肉30克,山药24克,茯苓24克,牡丹皮15克,泽泻15克,牛膝24克,鹿茸15克,炼蜜为丸。适用于治头软,颈软,手足软,肌肉软,口软。

6. 其他

（1）每天取鹿茸2～5克,隔水炖服,亦可和鸡共同炖服。适用于治疗老年性骨质疏松症。

（2）鹿茸香菇菜心:鹿茸片2克,香菇200克,青菜心300克,玉兰片50克,姜末10克,白酒20毫升,味精、料酒、盐、食用油、淀粉适量,烹饪调味。可温肾助阳补气养血。

（3）适量的鹿角片,研成粉末,每次3克,用热黄酒冲服。可通乳汁。

（4）鹿角霜50克,瓜蒌1个,葱白1个,把鹿角霜捣碎,与瓜蒌、葱白一起放进600毫升清水中煎煮后,用黄酒送服,每天2次。适用于治疗乳房肿疼。

（5）鹿茸粉0.3克,鸡蛋1个,鸡蛋拣一头敲打一个小洞,把鹿茸粉放进去,入锅煮熟去壳。早饭食用。适用于治疗低血压。

· 注意事项 ·

（1）服用宜从小量开始,缓缓增加,不可骤用大量,以免阳升风动,头晕目赤,或伤阴动血。

（2）以下情况应忌服：

1）凡发热者均当忌服。

2）不适宜有"五心烦热"症状，阴虚者。

3）小便黄赤，咽喉干燥或干痛，不时感到烦渴而具有内热症状者。

4）经常流鼻血，或女子行经量多，血色鲜红，舌红脉细，表现是血热者。

5）正逢伤风感冒者。

6）有高血压症，头晕、走路不稳，脉眩易动怒而肝火旺者。

·**储藏方式**·

阴凉干燥处冷藏。

二、肉苁蓉

·**来源**·

肉苁蓉为列当科植物肉苁蓉的带鳞叶的肉质茎。

·**产地**·

肉苁蓉产于内蒙古自治区、甘肃、新疆维吾尔自治区、青海等地。

·**形态**·

肉苁蓉切片类圆形、扁圆形或不规则形，边缘具不规则波状缺刻，直径2～7厘米。

·**辨别要点**·

1. 综述　切面黄棕色至棕褐色，有淡棕色或棕黄色筋脉点，排列成不规则的波状环纹，或排列成条状而散列。淡苁蓉以个大身肥、鳞细、颜色灰褐色至黑褐色、油性大、茎肉质而软者为佳。

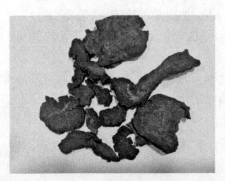

2. 分类鉴别

（1）管花肉苁蓉：

1）原药材：呈扁圆柱形、扁纺锤形、扁卵圆形、扁圆形等不规则形，长6～8厘米，直径4～6.5厘米。表面红棕色、灰黄棕色或棕褐色，多扭曲。密被略呈覆瓦状排列的肉质鳞片,上部密下部疏、鳞片先端多已断落,残基部宽多在1厘米以上,整个鳞片略呈长三角形,高约1厘米。体重、质坚硬,无韧性,难折断,断面颗粒性,多呈灰棕色,有的外圈呈黑色硬胶质样。黑褐色点状维管束众多,不规则散在,有的有小裂隙。

2)饮片:呈横切的不规则圆片状,直径4~6.5厘米。表面红棕色、灰黄棕色或棕褐色。有的可见肉质鳞叶,鳞片残基部宽多在1厘米以上。切面灰棕色,有的外圈量黑色硬胶质样,黑褐色点状维管束众多,不规则散在,有的有小裂隙,体重质坚硬,无韧性。

（2）盐生肉苁蓉:

1)原药材:呈圆柱形,鳞叶卵形至矩圆状披针形,长1~2.5厘米,宽4~8厘米。穗状花序圆柱形,苞片较短,卵状披针形。表皮黄褐色,具有不定式气孔,质硬无柔性。

2)饮片:断面有淡棕色维管束,排列为菊花状纹。

（3）草苁蓉:为草质,不入药,鉴别略。

（4）新疆莎东肉苁蓉:

1)原药材:呈扁圆锥状或纺锤形,长30厘米。宽5~9厘米,茎下部鳞叶较疏,上部密集,鳞叶茎部宽阔。体重、质坚硬、难折断。

2)饮片:断面棕黑色,有点状维管束散布,有的中空。

3. 真伪鉴别

（1）真品肉苁蓉:

1)甜苁蓉:外形呈扁圆柱形,一端略细,稍弯曲,长10~30厘米,直径3~6厘米,表面灰棕色或褐色,密被肥厚的肉质鳞片,呈覆瓦状排列,质坚硬,微有韧性,肉质带有油性,不易折断,断面棕色,有花白点裂隙,闻之气微,口尝味微甜。

2)盐生肉苁蓉:形状较不整齐,黑褐色,质较软,外表面带有盐霜,闻之亦气微,但口尝味咸。

（2）伪品管花肉苁蓉:管花肉苁蓉只是类别中的一种,在2015年《中国药典》中,未列入正品,只是作为新疆习用品,因此作为伪品看待。

· **性味与功能** ·

1. **性味** 味甘、咸,性温。归肾、大肠经。

2. 功能　补肾阳、益精血、润肠通便。

·药理作用·

肉苁蓉具有增强免疫力、调节循环系统、润肠通便、延缓衰老、增强性欲的作用。

·用法与用量·

1. 茶饮　肉苁蓉10克,决明子10克,蜂蜜适量,开水冲泡,当茶饮用。适用于老年人便秘。

2. 粥类

（1）鹿胶苁蓉粥：鹿角胶10克,肉苁蓉15克,枸杞子15克,大米150克,盐少许,煮粥调味。适用于补肾壮阳。

（2）肉苁蓉15克,金樱子10克,大米5克,同煮为粥,每天傍晚食用。可补肾助阳。

（3）肉苁蓉15克,瘦羊肉100克,粳米100克,葱白2个,生姜3片,细盐少量,先把肉苁蓉加水煎汤取汁,去渣,再放羊肉,粳米同煮,待煮沸后,然后加入细盐、生姜、葱白煮为稀粥。有虚劳早衰,补虚延年之功。适用于阳痿、老人阳虚便秘。

（4）肉苁蓉20克（切碎）,大米100克,加水煮到米熟烂食用。适用于习惯性便秘。老年人小便频繁,筋骨痿软和肠燥便秘,若老年人、阳虚者可常服。

3. 汤类

（1）肉苁蓉30克,水煎服,每天1剂。适用于年老津枯、产后血虚、热病津伤之便秘。

（2）肉苁蓉10克,何首乌10克,用水煎服。适用于肠燥便秘。

（3）肉苁蓉20克,怀牛膝10克,生黄芪10克,通草10克,把上述药材水煎两次,合并药液分早、中、晚服用。适用于前列腺增生症。

（4）威灵仙15克,肉苁蓉15克,熟地黄15克,青风藤15克,丹参15克。用水煎服,每天1剂,水煎2次,合并药液,每天分2次服用。适用于颈椎综合征。

4. 酒类　鹿茸5克,大海马1个,海龙2条,淫羊藿30克,炒杜仲30克,玉竹20克,人参20克,黄精30克,枸杞子50克,肉苁蓉30克。以上各药装在一个大的玻璃器皿中,加酿造白酒5斤(50度最好)封口,每天摇晃2次,7天以后可以喝,禁欲7天。适用于补肾壮阳。

5. 丸剂

(1)肉苁蓉240克,熟地黄180克,五味子120克,菟丝子60克,共研为细末,酒煮山药糊为丸。每次9克,每天2次。久服可温肾壮阳,固摄小便。适用于男子肾虚精亏,阳痿尿频。

(2)肉苁蓉、鹿茸、山药、白茯苓各200克,研磨为末,加米糊做成丸子,每丸30克,如梧子大。服30丸,枣汤送下。适用于肾虚白浊。

(3)肉苁蓉、桑螵蛸、芡实各15克,莲子18克,黑芝麻30克。上述材料一起研成粉末,炼蜜为丸。早晨和晚上服,每次9克,热水送下。适用于治遗精。

(4)肉苁蓉60克,磁石60克,熟地黄60克,鹿茸60克,菟丝子60克,山茱萸肉21克,山药21克,石楠叶21克,石斛30克,黄芪21克,泽泻21克,五味子21克,覆盆子21克,远志21克,萆薢21克,巴戟天21克,茯苓21克,桂心30克,附子30克,牛膝30克,杜仲30克,补骨脂30克,龙骨30克,炼蜜为丸。适用于肾虚精亏、肾阳不足所导致的阳痿。

(5)肉苁蓉、黑芝麻各90克,火麻仁45克,当归60克,研为细末,炼蜜为丸。每次9克,每天2次。适用于年老血虚便秘。

(6)肉苁蓉(酒浸,焙过)100克,沉香末50克,共研为末。汁糊成丸子,如梧子大。每服15克,白开水送下。适用于年老或体虚患者便秘。

(7)肉苁蓉15克煎水去渣取汁,加羊肉、粳米各100克,同煮到肉熟米开汤稠,调味后服食。适用于女性不孕,阳痿,遗精早泄。

6. 其他 用肉苁蓉切片晒干,烧成烟熏伤处,累效。适用于破伤风(口禁,身强直)。

· **注意事项** ·

(1)阴虚火旺及大便泄泻者忌服。

(2)禁用铜铁制品煎治。

(3)相火偏旺、胃弱便溏、实热便结者禁服。

· **储藏方式** ·

阴凉干燥处冷藏。

三、海　马

·来源·

海马为海龙科动物线纹海马、刺海马、大海马、三斑海马或者小海马（海蛆）的干燥体，或除去皮膜及内脏的干燥体。

·产地·

海马主产于广东沿海的阳江、潮汕一带，山东的烟台、青岛等地，也产于辽宁、福建等沿海地区。

·形态·

海马头侧扁，头每侧有2个鼻孔，头部弯曲与体近直角，鱼体粗侧扁，完全包于骨环中；嘴是尖尖的管形，口不能张合，眼睛可以分别地各自向上下、左右或前后转动；胸腹部凸出，躯干部由10～2节骨环组成，一般体长15～30厘米；尾部细长呈四棱形，尾端细尖，能卷曲握，常呈卷曲状；头部弯曲，与躯干部成一大钝角或直角，顶部具突出冠，冠端具小棘；吻呈管状，口小，端位；鳃孔小；全身完全由膜骨片包裹，有一无刺的背鳍，无腹鳍和尾鳍，背鳍位于躯干及尾部之间，臀鳍短小，胸鳍发达，无尾鳍。

·辨别要点·

1. 综述　因海马是由雄性生育后代的动物。因此雄性海马有黑色的大肚子即育儿囊，雌性海马有瘦小肚子。

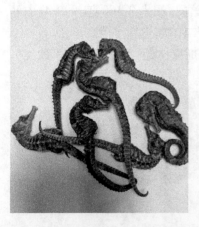

2. 分类鉴别

（1）线纹海马：体形较长，多在20～24厘米，腹部宽2～2.5厘米；表面淡黄白色、黄色或黑褐色；头、身、尾均为骨质硬壳状；头略似马头，有冠状凸起，吻管长，口小，眼大，第1、4、7节较发达粗大；体上有瓦楞形的节纹，并具短棘；骨质坚硬，体轻，不易折断；闻之气微腥，口尝味微咸。

（2）刺海马：与线纹海马外形接

近,仅头、身、尾各环形棱处的棱棘特别发达,呈刺状,第1节的两个棱棘更为明显,头冠尖端具4～5个小棘,排成星形。

(3)大海马(克氏海马):形体比线纹海马稍长,约用30厘米,躯干七棱形,尾部四棱形,渐细卷曲。

(4)三斑海马和小海马:个头比较小,体上节纹及短棘均较小。其中三斑海马体侧背部第1、4、7节的短棘基部各有一个黑斑。而小海马的节纹及短棘均较细小。

3. 真伪鉴别 伪品海马一般多是挑选体形较大的海马,将腹腔内填入水泥、铁屑等杂物,从外观上看未有任何变化,但手掂明显感到质重,掰开后,腹内可见掺伪物。

· **药理作用** ·

海马具有增强免疫能力、提高应激能力、增强记忆力、提高性腺功能、抗血栓形成、抗老防衰、抗癌等作用。

· **用法与用量** ·

1. 汤类

(1)海马熟地炖羊肉:海马5条,熟地黄25克,羊肉400克,生姜5片,煲汤调味。可壮阳益精。

(2)核桃瘦肉海马汤:核桃45克,海马20克,猪瘦肉400克,红枣4个,生姜3片,盐适量,煲汤调味。可补肾壮阳调理血气。

(3)海马1对,杜仲15克,黄芪30克,桃仁12克,白果10克,白芷10克,土茯苓30克。水煎2次,分2次服,每天1～2剂。适用于治疗肾虚白带多。

(4)海马苁蓉鸡:海马1对,肉苁蓉30克,菟丝子15克,仔公鸡1只,煲汤调味。适用于肾虚阳痿、精少;或肝肾虚亏,不孕。

2. 酒类

(1)蛤蚧1对,海马、鹿茸各10克,丹参15克,五味子、淫羊藿各30克,枸杞子50克,白酒2 500毫升。把上述药材浸入白酒中,密封浸30天后饮用。睡觉前饮用30毫升,2个月为1个疗程。可助阳补肾。

(2)海马50克,白酒500毫升。将海马浸泡于酒中,历10天后饮用。每天2次,每次10毫升。可温肾壮阳,活血散寒。适用于肾阳虚亏所致的畏寒腰酸、神疲乏力、阳痿早泄、男子不育、尿急尿频,及跌打损伤等症。

3. 散剂

(1) 适量的海马,烧成灰,研成细粉,装瓶留着备用。海马炒焦研末,敷于伤口。适用于治外伤出血,血可立止。

(2) 海马焙黄研成细末,每次冲服3克;或海马3克,当归6克,水煎服。适用于哮喘患者。

(3) 海马1对,炙焦后研成细粉,装瓶留着备用。每次3克,每天3次,用黄酒送服。可温肾暖宫。适用于女性宫寒不孕。

(4) 海马50克,40度白酒500毫升,把海马焙干,研成细粉,接下来放进白酒中浸泡24小时以上。每次服5～10毫升,每天2次。可温肾壮骨,活血疗伤。

(5) 海马1对,炙焦后研成细粉,装瓶留着备用。每次服用1.5克,每天2次。可温肾壮阳。适用于阳痿。

(6) 海马焙干研成末,每次3～9克,冲服或者煎服。适用于腹疼,痞块,难产。

(7) 人参海马粉:人参、海马、小茴香各等份。将其研为细末,加盐少许。每次10克,温水送下。适用于肾阳虚,元气不足,阳痿腰酸,少气乏力。

4. 其他

(1) 海马蒸童子鸡:童子鸡1只,海马10克,虾仁12克,葱段、姜末、盐、味精、黄酒、清汤各适量,蒸熟调味。可温中补阳。

(2) 海马粟米粥:海马粉3克,适量的红糖,粟米煮粥,粥成加红糖,用粥送服海马粉。可强身健体。

· **注意事项** ·

孕妇及阴虚火旺者忌服,高血压者慎服。

· **储藏方式** ·

阴凉干燥处冷藏,防蛀。

四、海　龙

· 来源 ·

海龙为海龙科动物刁海龙(大海龙)、多棘刁海龙、拟海龙除去皮膜及内脏的干燥躯体或尖海龙的干燥躯体。

· 产地 ·

1. 刁海龙　主产于广东,此外福建、中国台湾地区等沿海地带亦有生产。

2. 多棘刁海龙　主产于广东阳江、惠阳、宝安、海丰,辽宁大连、旅顺、庄河等地。

3. 拟海龙　主产于广东、福建。

4. 尖海龙　主产于山东、广东、辽宁等沿海地区。

· 形态 ·

全身呈长形而略扁,中部略粗,尾端渐细而略弯曲,长20~40厘米,中部直径2~2.5厘米,头部具管状长嘴,嘴的上下两侧具细齿,有两只深陷的眼睛;表面黄白色或灰棕色,黄白色者则背棱两侧有两条灰棕色带。中部以上具5条突起的纵棱,中部以下则有4条纵棱,具圆形突起的花纹,并有细横棱;骨质坚硬。气微腥,味微咸。

· 辨别要点 ·

1. 综述　以条大、色白、头尾整齐不碎者为佳。

2. 分类鉴别

(1) 刁海龙(大海龙):体侧扁,头与体轴形成一大钝角或直角。

1) 呈长扁棱方形,背部平直下陷,腹部弧形突出,尾渐细,先端卷曲;长35~50厘米,背部宽约1厘米,腹部高2~2.5厘米;头平伸,嘴长管状,两眼圆大而深陷,鳃盖略突

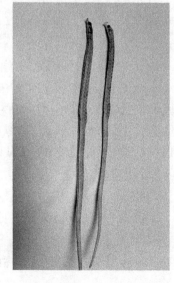

起,具放射状线纹;颈部膨大,颈背棱嵴状具棘2枚,两侧及下方具棘2对;胸鳍位于颈胸连接处;胸腹扁5棱形,两侧中部另有不显著的线形棱;尾前部6棱形,中后部4棱形,背鳍位于尾背前部,无尾鳍。雄性有育儿囊。

2)全体为软骨样物质形成的甲壳状躯体,有类圆形突起的"雪花样"纹理与横纹组成的图案状花纹;背部两条棱嵴灰黑色,呈花边样带纹,其余部位呈黄白色或黄棕色,放大镜下观察花纹规律美观,有蜡样光泽;体轻,质坚韧,不易碎断;气微腥,味微咸。

(2)多棘刁海龙:

1)外观呈长条形而侧扁,中部略粗壮,长36～47厘米,中部直径3～5厘米,头部具管状长咀,两眼内陷,头鳃部密被棘状突起。

2)表面黄白色或灰棕色,全体有类圆形突起的"雪花样"纹理与横纹组成的图案状花纹;躯干部具7条纵棱,其中两侧棱隆起不明显,有骨环25～26个,尾部前段具6条纵棱,后段类方形,具4条纵棱,尾端卷曲,有骨环66～68个,无尾鳍;骨质,坚硬;闻之亦气微腥,口尝味微咸。

> 海龙中的刁海龙、拟海龙、尖海龙均载入《中国药典》,而多棘刁海龙虽与其为同科动物,但未入《中国药典》,亦不具备真品海龙的各项功效,故不可代替真品海龙使用。但多棘刁海龙收入在《上海市中药饮片炮制规范》2008版中,在上海地区仍作为正品使用。

(3)拟海龙(棘海龙):体平扁,头与体轴在同一水平线上。

外观呈长梭状棱柱形,中部明显粗壮,全长约20厘米,中部直径约2厘米,咀长管状,伸向前方,眼大而圆;表面灰棕色,全体有细条纹组成的图案状花纹,躯干部具7条纵棱,其中腹侧的3条棱隆起不明显,有骨环16～17个,尾部前段具6条纵棱,后段具4条纵棱,有骨环51～53个,无尾鳍;骨质坚硬,闻之气微腥,味微咸。

(4)尖海龙:具尾鳍,尾端不卷曲。

1)体细长棱条形,略扭曲,形似小蛇(故又名海蛇);全长15～20厘米,高宽几乎相等,约4毫米;嘴细长管状;脊柱隆起,躯干呈7棱形,尾部4棱形,腹尾下方呈凹槽状,尾渐细不卷曲,并有尾鳍。

2）全体棕黄色或淡灰褐色；放大镜下观察，全体每一骨环上有细致的"扇形"图案状花纹；体轻,质稍韧,易折断；气微腥,味微咸。

以躯体匀整,无碎断,灰褐色者为佳。

·药理作用·

海龙具有抗癌、抗衰老、抗疲劳、增强免疫力、平喘、消炎止痛、强精益气的作用。

·性味与功能·

1. 性味　味甘、咸,性温。归肝、肾经。

2. 功能　温肾壮阳,散结消肿。

·用法与用量·

1. 汤类　海龙9克,冬菇（连脚）18克,紫菜9克,大枣31克,水煎服。适用于慢性淋巴结炎,淋巴结核,单纯性甲状腺肿。

2. 酒类　海马50克,白酒500毫升。1个月后服用,每天2次,每次10毫升。适用于治各种跌打损伤,腰腿痛。

3. 粉剂　海龙焙干研末,每服3克,温酒送服。适用于治跌打内伤。

·注意事项·

孕妇及阴虚火旺、有外感和胃弱者均应禁服海龙。高血压者慎服。

·储藏方式·

阴凉干燥处冷藏。

五、蛤 蚧

·来源·

蛤蚧为壁虎科动物蛤蚧除去内脏的干燥全体。

·产地·

蛤蚧产于广东、广西壮族自治区、河南、福建、云南等地。

·形态·

体长可达30厘米以上,头长大于尾长。体色有深灰色、灰蓝色、青黑色等,头、背部有深灰、蓝褐等颜色横条纹,全身散布灰白色、砖红色、紫灰色、橘黄色斑点,尾部有深浅相间的白色环纹；腹面色灰白而有粉红色

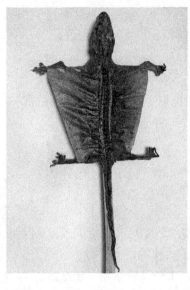

斑；头大，略呈三角形；躯干背腹扁平；通身被覆细小粒鳞，其间杂以较大疣鳞，缀成纵行，腹面鳞片较大，略呈六角形；四肢长短适中，指趾扁平，其下方具单行皮肤褶襞，除第一指趾外，均具小爪，指间与趾间仅有蹼迹。

· 辨别要点 ·

1. 综述 真品蛤蚧为除去蛤蚧内脏的干燥全体，固定于竹片上而呈扁片状，头部及躯干长10～15厘米，尾长10～14厘米，腹背部宽6～10厘米；头大，扁长，略呈三角形，眼大而凹陷成窟窿，无活动眼睑，眼间距下凹呈沟状，角质细齿密生于颚的边缘，无大牙；背呈灰黑色或银灰色，并有灰棕色或灰绿色的斑点，腹部色稍浅；脊椎骨及两侧肋骨均呈嵴状突起，全身密布圆形、多角形而微有光泽的细鳞；四肢指、趾各5个，除第1指、趾外，均有爪，指、趾间具蹼迹；尾细长而结实，上粗下细，有6～8个深浅相同的环纹，中部可见骨节，色与背部相同；质坚韧；闻之气腥，口尝味微咸。

2. 真伪鉴别 伪品为除去品蜡皮蜥内脏的干燥全体，呈不规则扁片状，头颈部及躯干长12～14厘米，腹背部宽3～7厘米；头略小，呈三角形，有活动眼睑，头背鳞片具棱，口内有异形大齿；背部灰棕色，密布灰红棕色斑点；尾粗且长，可达20～25厘米，灰棕色；爪发达，呈钩状，但指、趾间无蹼迹。

· 性味与功能 ·

1. 性味 味咸，性平。归肺、肾经。

2. 功能 益肾补肺，定喘止嗽，助阳益精。

· 药理作用 ·

蛤蚧具有提高免疫力、抗衰老的作用。

· 用法与用量 ·

1. 汤类

（1）人参蛤蚧炖山鸡：蛤蚧1只，枸杞子、桃仁、贝母各5克，北沙参

10克,黄芪7克,大枣10克,杏仁8克,鸡精、鸡油、盐各适量,煲汤调味。可大补元气。

(2)参桃蛤蚧汤:蛤蚧1只,人参、核桃仁各10克,煲汤调味。适用于滋补肺肾。

(3)蛤蚧生姜汤:蛤蚧1对,洗干净,加入适量黄酒,生姜片与盐少量,小火炖烂调味。可补肾虚。适用于治小儿哮喘。

2. 粥类 人参蛤蚧粥:蛤蚧1对,用酒和蜜涂,炙熟;人参1支(或15克),与蛤蚧共研为细末,分为6份(原方系熔蜡和药末作饼6个)。每次用糯米约30克,煮成稀粥,投药1分,搅匀,趁热空腹缓缓服用。适用于肺虚或肺肾两虚喘息咳嗽或水肿。现代用于慢性支气管炎、肺气肿、肺结核、心源性哮喘等。

3. 酒类

(1)蛤蚧1对,切成小块;浸入白酒500毫升中,封闭2个月。每次30毫升,每天2次。适用于肾虚腰痛,常服也有延缓衰老、祛病延年之作用。

(2)人参蛤蚧酒:蛤蚧1对连尾,放火上烤熟,人参(或红参)10~20克,同浸于2 000克米酒中,7天后开始饮用,每天酌量饮20~50毫升。可补肾壮阳,益气安神。适用于身体虚弱、食欲不振、失眠健忘、阳痿早泄、肺虚咳喘、夜多小便等症。

(3)小便频数:蛤蚧1对,人参30克,鹿茸6克,肉苁蓉30克,桑螵蛸20克,巴戟天20克,白酒1 000毫升。浸酒30天后服,每次30毫升,每天2次。

(4)蛤蚧1对,鹿鞭1个,黄酒浸泡2个月后服用,每次服10克,每天1次;或蛤蚧2对,鹿茸20克,微火烤后,共研成细末,每夜睡觉前黄酒冲服6克。适用于阳痿。

4. 散剂

(1)蛤蚧研成末,服50克。适用于治肺结核,久咳,痰中带血。

(2)蛤蚧、胡桃仁、麦冬、款冬花、胡黄连各50克,上药捣碎为散。每次服10克,热水冲服。适用于肺结核咳嗽。

(3)蛤蚧1对,红参20克,北沙参20克,紫河车24克,麦冬12克,化橘红12克,共研细末。每次3克,每天2克。适用于治顽固性虚喘。

（4）蛤蚧1对，海螵蛸240克，焙黄后共研成细末，加白糖或者冰糖500克混匀。每次21克，空肚子白开水服用，每天2～3次。适用于支气管哮喘。

（5）蛤蚧乌蛇饮：蛤蚧粉、乌蛇粉各3克，加少量蜂蜜用水冲服，每天2次，连续服用1个月。可润肺清火。

（6）蛤蚧补骨脂粉：蛤蚧1对，酒炒后烘干；补骨脂25克。共研为细末。每次1.5克，温酒送服。适用于肾虚阳痿，亦可用于肾虚腰痛、遗精、尿频等症。

5. 丸剂

（1）焙干蛤蚧10克，党参、山药、麦冬、百合各30克，共研末蜜丸。每次3克，每天2次，温开水送服。适用于治久咳肺痨。

（2）蛤蚧1对连尾，涂蜜、酒，烤脆，加同量东北红参一起研成粉末，炼蜜为丸。每次3克，每天2次。适用于肺虚咳嗽。

·注意事项·

阴虚火旺体质者不宜食用。尤其是患有风寒感冒、实热咳嗽气喘、大叶性肺炎等患者不宜食用。

·储藏方式·

阴凉干燥处冷藏。

六、冬虫夏草

·来源·

冬虫夏草为麦角菌科真菌，冬虫夏草菌的子座及其寄主蝙蝠蛾科昆虫虫草蝙蝠蛾等的幼虫体（菌核）的复合体。

·产地·

冬虫夏草主产于中国的西藏自治区、青海、四川以及尼泊尔、不丹等地。

·形态·

冬虫夏草为虫体与菌座相连而成，全长9～12厘米。虫体如三眠老蚕，长3～6厘米，直径0.4～0.7厘米；外表呈深黄色，粗糙；背部有多数横皱纹；腹面有足8对，位于虫体中部的4对明显易见；断面内心充实，有

"V"字形结构,白色,略发黄,周边显深黄色。菌座自虫体头部生出,呈棒状,弯曲,上部略膨大;表面灰褐色或黑褐色,长可达菌座4～8厘米,直径约0.3厘米。折断时内心空虚,粉白色。

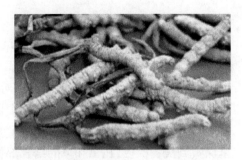

· 辨别要点 ·

1. 综述　表面深黄色至黄棕色,有环纹20～30个,近头部的环纹较细;头部红棕色,足8对,中部4对(一般头3对,腹4对,尾1对)较明显;质脆,易折断,断面略平坦,淡黄白色;以来源正;身干完整洁净、虫体条大;色金黄;饱满肥壮;断面黄白色,子座短小者为佳。

2. 分类鉴别

(1)产地:冬虫夏草分为青海冬虫夏草、西藏冬虫夏草、四川冬虫夏草。

1)青海冬虫夏草、西藏冬虫夏草:青海、西藏自治区产冬虫夏草质量上乘,虫体肥壮、饱满,表面色泽金黄色,子座较短。西藏虫草中又以西藏自治区那曲最好,青海玉树其次。

A. 那曲虫草:① 那曲冬虫夏草的颜色总体上呈偏金黄色,发黑的较少,黑斑、黑点也较少,颜色与外观要比其他产地冬虫夏草更好看,而其他地区的冬虫夏草颜色稍微深一些,呈黄棕色较多;② 那曲冬虫夏草的干度为96干,干度比其他地方虫草提高5%以上;③ 那曲虫草其虫体长,子座短,颜色呈金黄色,粗壮而饱满。无穿、无断、无黏草,而且无论虫体大小,看上去均显得饱满匀称;④ 那曲冬虫夏草有股浓酥油的菌香味,腥味比玉树虫草明显要重。其他地区的冬虫夏草,只有草菇味,且无油润感;⑤ 那曲冬虫夏草的眼睛为棕黄色或棕红色,距离眼睛半厘米的地方,虫体颜色较黄,而尼泊尔产地的冬虫夏草眼睛较小,不丹产地的冬虫夏草眼睛较大。

B. 玉树冬虫夏草其虫体长,子座更长,虫体颜色偏暗茶色。

2)四川产冬虫夏草:虫体较瘦小、表面颜色较暗呈黄棕色,子座较长。质量次之。

(2)等级:市场上一般按每千克条数的多少把冬虫夏草分为若干个等级。即条数越少,个头越大,质量越上乘,价格也就越贵。

3. 真伪鉴别

（1）看头：真品头颈下方前3对腹足部位有一处明显的弯曲；伪品这个特征就不明显。

（2）看脚：真品虫体的腹足，前3对很小，位于头颈下方，中间4对相对明显、突出；伪品大多是腹足模糊或不突出。

（3）看颜色：真品冬虫夏草分成"虫"和"草"两部分。"虫"体表面呈深黄到浅黄棕色，在虫和草的结合部位，大多数虫体的颜色会发生一定程度的变化；"草"的部分即子座，则呈现枯树枝的颜色，色泽较深；头部眼睛部位是棕红色，多数草头部分发黑。

（4）看断面：真品的冬虫夏草掰开后有明显的纹路，冬虫夏草中间有一个类似"V"形的黑芯，有些也可能是一个黑点。这黑芯其实就是虫的消化线。

（5）闻气味：真品的冬虫夏草稍带有干燥腐烂虫体的腥臊味和掺杂有草菇的香气，这是冬虫夏草特有的味道。

（6）入侵真菌：亚香棒虫草与冬虫夏草形状非常相似，二者生长过程一样，但侵入到幼虫体内的真菌却不相同，侵入冬虫夏草的是麦角菌，而侵入亚香棒虫草的是亚香棒菌。

（7）性状：伪品亚香棒虫草长3～5厘米，直径0.3～0.6厘米；表面黄棕色至棕褐色，少数黑褐色；有环纹20～30对，近头部的环纹较细，背面有稀疏黑褐色斑点散在；头部红棕色，有光泽，眼睛黑色，足8～11对，中部4对较明显；质韧，不易折断；断面略平坦，淡黄白色，无"V"字形结构；子座细长，呈圆柱形，多数不分叉，常在柄部有苞片样突起（1至数个），而形成数个节状结构；有的子座在柄处发生2～4个分叉，子座长2～7厘米，直径1.5～3.0毫米，表面黑褐色，下部有时为紫棕色，有的基部为黄褐色，有细皱纹，上部稍膨大；质柔韧，断面外层黑褐色，中间类白色；气腥，味微苦。

（8）理化性质：

1）各加酸性乙醇于荧光灯下观察，真品溶液呈淡蓝色荧光，伪品溶液呈黄绿色荧光。

2）各取水浸液1毫升，置荧光下观察，真品溶液呈黄蓝色荧光，伪品溶液呈淡黄绿色。

（9）其他：

1）重量造假：将冬虫夏草浸泡在明矾或明胶溶液中后干燥，使其增重；将竹签、草棍、金属丝插入虫体从而增加重量等。真品放在手中有清脆的干草感，而造假后放在手中有坠重感。

2）模具造假：用面粉、玉米粉、石膏等材料加水后，上模具压模成形后上色晾干。掰断后不能看到断面有黑芯和纹路，用开水泡10分钟后，虫体外的黄色会脱落。

3）无药用价值冬虫夏草：是将提取有效物质后，已经失去药用价值的冬虫夏草干燥后做商品销售。咀嚼后，没有满口类似香菇的香甜味道，不是越嚼越香，而是入口几乎无味。

·性味与功能·

1. 性味　味甘，性平。归肺、肾经。

2. 功能　补肾益肺，止血化痰。

·药理作用·

冬虫夏草具有保护心脏、清肺化痰、改善肝功能、预防动脉粥样硬化与肝硬化、增强免疫力、抗肿瘤、抗疲劳、预防糖尿病并发症、调节肾功能的作用。

·用法与用量·

1. 茶饮

（1）感冒茶：冬虫夏草10克，用开水泡饮代茶常服，其渣焙干研末，又可冲服，每次6克，每天2次。适用于治疗习惯性感冒。

（2）补虚茶：冬虫夏草5～10克，西洋参5克，黄芪10克，水煎服作茶饮。每天饮2～3次。适用于治病后体虚、盗汗、阳痿遗精、乏力等症。

（3）益肺茶：冬虫夏草6克，贝母6克，沙参10克，杏仁5克，麦冬10克，煎水当茶饮。每日6～7次，每次饮20～30毫升。适用于治肺结核咳嗽咯血，效果良好。

（4）抗衰茶：冬虫夏草5克，西洋参5克，灵芝10克，何首乌10克，黄芪20克，共研细末均匀。每次10～20克，煎水代茶饮。具有良好抗衰老和消除疲劳作用。适用于中老年慢性病患者。

2. 汤类

（1）黄芪30克，冬虫夏草15克，用水煎后服用。适用于贫血，阳痿，遗精。

（2）冬虫夏草6克，水煎，口服。每天1剂，30天为1个疗程。适用于蛋白尿、伴有头晕、疲倦无力、腰疼膝软、胃纳不佳、肢体水肿等症，也适用于慢性肾炎。

（3）冬虫夏草30克，贝母15克，百合12克，用水煎后服用。适用于肺结核咳嗽，咯血，老年虚喘。

（4）冬虫夏草6克，阿胶10克，麦冬12克，五味子6克，水煎服。每天1剂。适用于治肺肾两虚，喘咳或痰中带血。

（5）虫草白梨：冬虫夏草5克，白梨50克，水煎服。每天1剂。适用于肺癌患者。

（6）虫草百合二参汤：肉鸡500克，冬虫夏草3克，党参15克，生姜3片，百合10克，沙参15克，煲汤调味。可滋阴润肺，提神解乏。适用于全家人夏季食用。

（7）羊肾汤：羊肾500克，冬虫夏草3克，益智仁10克，胡桃肉30克，杜仲10克，煲汤调味。可有效地改善因夏季炎热导致的嗜睡、身体疲乏、增强身体抵抗力。适用于季节性感冒发炎、关节疾病等症状。

（8）鸽肉汤：鸽子200克，冬虫夏草15克，淮山药15克，桂圆肉10克，银耳15克，莲子15克，生姜、冰糖适量，蒸熟调味。适用于肾精亏虚、健忘、眩晕、足痿无力和腰酸疲乏者用。

3. 粥类　冬虫夏草白及粥：冬虫夏草6克，白及10克，粳米50克。适用于虚劳咳嗽，咽干痰少，咯血。

4. 酒类

（1）冬虫夏草100克，人参50克，蛤蚧1对，用白酒2 000毫升浸泡，每隔7天振摇1次，30天后就可以饮用。每天2次，每次20～40毫升。适用于久咳虚喘。

（2）将冬虫夏草100克放入酒坛内，加入白酒或高粱酒1 500毫升，密封浸泡10～15天，过滤后即可饮用。每天10～15毫升。可滋肺益肾，止咳化痰之功。适用于治疗痨嗽咯血，盗汗，肺结核，年老衰弱之慢性咳喘。

（3）冬虫夏草30克，枸杞子30克，黄酒1 000毫升，浸泡7天。每天2次，每次服10～20毫升。适用于治肾虚腰痛。

5. 散剂

（1）适量的冬虫夏草，焙干，研成细末，装入胶囊备用。每天6～9克，分3次口服，连续服用3个月。适用于肝炎后肝硬化。

（2）适量的冬虫夏草，焙干，研成细末，以每粒0.25克为准，装入胶囊备用。每次2粒，每天3次，连续服用半个月。适用于心律失常。

（3）适量的冬虫夏草，焙干，研成细末，把药末依照每粒0.33克的标准装入胶囊。每次3粒，每天3次，20天为1个疗程，连续服用2个治疗疗程。适用于性功能低下症。

（4）适量的冬虫夏草，把其焙干后研成细末。每天4.5克，分2次以开水冲服，2个月做为1个疗程。适用于慢性支气管炎，支气管哮喘。

（5）取冬虫夏草适量，焙干后研为细末，装入胶囊。每粒含药0.33克。每次4粒，每天3次，连续服用1～2个月。适用于高脂血。

（6）冬虫夏草5克，焙干后研成细末，分成3份，早中晚用温热水送服。适用于慢性肝炎。

（7）五味方：冬虫夏草、西洋参、石斛、丹参、三七各等量打粉冲开水，每天1或2次，每次3～5克。可调节三高（高血脂、高血糖、高血压），改善心脑血管症状，免疫功能。

（8）冬虫夏草研末，每次3克，冲服，每天2次。也可与肉苁蓉6克，菟丝子12克，仙茅9克，水煎服，每天1剂。适用于治肾虚阳痿，男子不育。

6. 其他

（1）虫草全鸭：冬虫夏草10克，老雄鸭1只，料酒、生姜、葱白、胡椒粉、食盐、味精各适量，药入鸭腹内，蒸熟调味。可补肺肾，益精髓。适用于虚劳咳喘、自汗盗汗、阳痿遗精、腰膝软弱、久虚等症。

（2）虫草红枣炖甲鱼：甲鱼500克，冬虫夏草10克，红枣30克，蒸熟调味。可润肺滋阴，增强体质，增进健康，振奋精神。

（3）汽锅乌骨鸡：乌骨鸡1只，冬虫夏草10克，党参10克，黄精15克，熟地黄15克，玉兰片、香菇、生姜、葱、黄酒、精盐、味精各适量，蒸熟调味。适用于眩晕健忘、神疲乏力、遗精盗汗、阳痿早泄、妇女月经不调和性功能低下者食用。

（4）虫草炖乌龟：乌龟250克，冬虫夏草30克，火腿片30克，瘦猪肉120克，炖熟调味。适用于肺结核阴精亏虚、低热、咳嗽、咯血、心烦、失眠、盗汗、腰膝酸痛等病证的治疗康复。健康人食之，亦有强身健体、延年益寿的作用。

（5）虫草炖鸡：冬虫夏草10克，鸡肉250克，隔水炖熟调味。每天或隔天服食1次。可益智慧，补肺肾。适用于智力减退、记忆力差、肺虚等症。

（6）虫草蛋：冬虫夏草3克，鸡蛋2个，冰糖30克，隔水炖熟。适用于病后体虚，久不复原，身体赢弱；还可作痰饮喘嗽、虚喘、自汗、盗汗、阳痿、遗精、腰膝酸软的辅助治疗。

·**注意事项**·

（1）有表邪者不宜用。

（2）婴幼儿、儿童慎服。

·**储藏方式**·

（1）在盛装冬虫夏草的容器内，放入适量的碎丹皮，密封，置干燥处存放，能有效地防止生虫。

（2）如果量较少，而且储藏时间很短的话，只需将其与花椒放在密闭的玻璃瓶中，置于冰箱中冷藏。冬虫夏草保存不宜过久，否则药效会降低。

（3）最好在冰箱中密封冷藏，冰箱温度应控制在-1℃～5℃为宜。但最好不要把已经拆封或密封度不高的冬虫夏草放入冰箱内保存，这样很容易使冬虫夏草受潮，长时间的受潮又会降低冬虫夏草的品质。

（4）购买湿草和裹着泥土的新鲜冬虫夏草，存放时间不宜过长，1周内吃不掉，建议放到冰箱0℃以下冷冻。

（5）如果出现霉蛀时，可采用日晒或者低温烘烤的方法防止霉蛀。

七、紫 河 车

·**来源**·

紫河车为健康人的胎盘。

· 形态 ·

紫河车为圆形或碟状椭圆形，直径9～15厘米，厚薄不一。

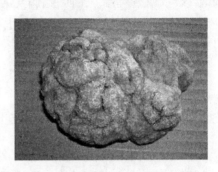

· 辨别要点 ·

1. 综述　黄色或黄棕色，一面凹凸不平，有不规则沟纹，另一面较平滑，常附有残余的脐带，其四周有细血管；质硬脆，有腥气；以整齐、紫红色、洁净者为佳。

2. 真伪鉴别

（1）真品紫河车：外观为不规则的类圆形或椭圆形碟状物，直径9～16厘米，厚1～2厘米；黄白色、紫黄色，或紫黑色；外面（即母体面）凹凸不平，有多数沟纹，为绒毛叶；内面（即胎儿面）由一层极薄的羊膜包被，较光滑，在中央或一侧附有脐带的残余，由脐带处向四周散射出许多血管分支，边缘向内卷曲；体轻，质坚脆，折断面黄色或棕色，杂有白色块粒，靠胎儿面较疏松；闻之有特异腥气。

（2）劣质紫河车：因掺伪或用明矾水或双氧水浸泡，干燥后外观呈圆形或扁圆形的团块状，边缘和中间近等厚，外表具沟纹，并由胎盘小叶组成的皱缩，内表面不光滑，周边几乎不卷曲；表面为橙黄色或浅黄色；体重，质坚实不易折断；闻之有股熟玉米味。

（3）伪品紫河车：由猪胎盘加工而成，外形呈扁圆形或椭圆形的菜花状或荷包形，厚薄不一，边缘中间稍薄，外表由胎膜包围；表面棕褐色或紫黑色；体轻，质硬脆，易折断，闻之亦有腥味。

· 性味与功能 ·

1. 性味　味甘、咸，性温。归心、肺、肾经。

2. 功能　温肾补精，益气养血。

· 药理作用 ·

紫河车含蛋白质、多种多糖、多种磷脂、酶类、红细胞生成素、多种抗体及干扰素、女性激素（孕酮、类固醇激素及促性腺激素、促肾上腺皮质激素等）。其可促进乳腺、子宫、阴道、睾丸、甲状腺的正常发育；治疗肺结核、支气管哮喘、贫血、癫痫及某些过敏性疾病或免疫缺陷病症；还具有抗感染、增强人体抵抗力的作用。

·用法与用量·

1. **汤类** 紫河车30克(研末冲服)，红参10克(研末冲服)，阿胶30克(烊化服)，肉苁蓉30克，白芍15克，益母草20克，仙茅5克。每天1剂，水煎分3次服。适用于闭经。

2. **丸剂**

（1）紫河车40克，白及、百部各30克，烘干、研末，炼蜜为丸，每丸重10克。每次2丸，每天3次。适用于肺结核消瘦，咳嗽，咯血。

（2）紫河车1具，当归50克，潞党参50克，石菖蒲15克，朱砂2克。共研为细末，炼蜜为丸。每次10克，每天2次，开水冲服。适用于治疗癫痫。

3. **散剂**

（1）紫河车500克，蛤蚧粉200克，桔梗、陈皮各150克，研为细末，装胶囊，每粒含药0.25克，哮喘发作期，每天2次，每次3～4粒；哮喘缓解期，每天2次，每次1～2粒，均空腹服用，效果颇佳。或改为紫河车粉100克，蛤蚧粉50克，西洋参粉50克，用法同上。久咳气阴两虚严重者，可酌情加人参30克，冬虫夏草10克。适用于支气管哮喘，老年慢性支气管炎。

（2）紫河车粉6克，肉苁蓉、菟丝子、淫羊藿、当归各10克，枸杞子15克，除紫河车粉外，其余均煎水取汁，加红糖煮沸。分3次饮，每次送服紫河车粉2克。适用于肾阳虚，肾精不足，婚后久不受孕。

（3）紫河车1具，烘干，研为细末。每次5克，每天2次，用猪蹄汤送服。适用于产后缺乳。

（4）紫河车、鸡内金、羊肝各等量，共研细末备用。1～2岁患儿每次服3克，2岁以上每次服6克，每天3次，7天为1个疗程，病重者可服2周。适用于小儿疳积。

（5）紫河车1具，淮山药500克。烘干，均研细末，混匀，口服。每天3次，每服15克。适用于治疗轻度糖尿病。

4. **其他用法**

（1）紫河车1具，党参75克，干地黄75克，枸杞子75克，当归75克，水煎煮3次，分次滤出药汁，合并滤液，用文火煎熬浓缩，兑入蜂蜜1 000克，调匀成膏。每次3匙,早晨用黄酒冲服。或用鲜胎盘洗净,煮烂,调味食之,久服。适用于肾虚精少、不孕不育者。

(2)紫河车半具,冬虫夏草10克,共炖食。适用于阳痿遗精、身体虚弱者。

(3)紫河车30克,大枣10枚,枸杞子15克,水煎服,每天1剂。或用胎盘粉,装入胶囊服用,每次2～4克,每天3次。可收补气养血之效。适用于各种贫血。

(4)紫河车粉30克,加入500克面粉中,焙成酥饼。每天3次,2天食完,连用1～3个月。或直接用胎盘粉2克,每天2次,口服。可升白细胞。适用于白细胞减少症。

(5)紫河车1具,猪肉250克,党参、黄芪各30克。紫河车,猪肉做成肉丸,党参、黄芪水煎取浓汁,于肉丸近熟时放入调味。适用于气血虚弱,经闭;亦适用于产后体虚,乳汁不足。

· 注意事项 ·

(1)阴虚火旺不宜单独应用。

(2)对蛋白质类过敏人群禁用。

(3)有实邪者忌用。

(4)少儿不宜。

· 储藏方式 ·

阴凉干燥处冷藏。

八、天山雪莲

· 来源 ·

天山雪莲(以下简称"雪莲")为菊科植物天山雪莲的干燥地上部分。

· 产地 ·

雪莲主产于西藏自治区、新疆维吾尔自治区、青海、四川、云南等地。

· 形态 ·

雪莲茎呈圆柱形,长2～48厘米,直径0.5～3厘米,表面黄绿色或黄棕色,有的微带紫色;具纵棱,断面中空;完整叶片呈卵状长圆形,两面都是

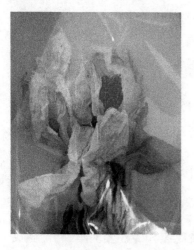

柔毛,边缘有锯齿,主脉明显;头状花序顶生,10～42个密集成圆球形,无梗。

· **辨别要点** ·

1. 综述　总苞片3～4层,等长,外层多呈紫褐色,内层棕黄色或黄白色;花管状,紫红色,柱头2裂;瘦果圆柱形,具纵棱。

2. 真伪鉴别

（1）真品雪莲:

1）绵头雪莲:全体密被白色或淡黄色长柔毛;茎常中空,棒状;叶互生,密集,无柄,基部有棕黑色残存叶片,为披针形或狭倒卵形,边缘羽裂或具粗齿;有多数密集头状花序,总苞片狭长倒披针形,无毛,有光泽,中央草质,边缘膜质;花两性,全为管状花,裂片披针形;瘦果扁平,棕色,有不明显的四棱。

2）大苞雪莲:茎粗壮,基部残存密集棕褐色叶片;头状花序顶生,总苞片卵形叶状,近似膜质,呈白色或淡绿黄色;花棕紫色,全为管状花;瘦果刺毛状。

3）水母雪莲:茎短而粗,叶密生,具长而扁的叶柄,叶片卵圆形或倒卵形,叶边锯齿形,上部叶成菱形或披针形,基部延伸成翅柄;头状花序无总梗,总苞球形,花紫色;瘦果冠毛二层,灰白色,外层刺毛状,内层为羽状。

（2）伪品雪莲:多用月季花冒充。半开放干燥花朵呈圆球形,杂有散碎花瓣,花朵大小约2厘米,比真品雪莲小很多,花为紫色或粉红色,花瓣多数呈长圆形,有纹理,中央为黄色花蕊,下端有膨大成圆形的花托;质脆,易破碎。月季花既不与雪莲为同科植物,又不具备雪莲的各项功效,故不可代替雪莲药用。

· **性味与功能** ·

1. 性味　味甘苦,性温。入肝、脾、肾经。

2. 功能　温肾助阳,祛风除湿,通经活血。

·**药理作用**·

雪莲具有抗菌、降压镇静、解痉、抗肿瘤、祛痰、利胆、增强免疫力、延缓衰老的作用。

·**用法与用量**·

1. 茶饮 雪莲2克，西红花2克，与其他茶叶沸水泡茶饮用。饮可降低血脂，改善血液循环。

2. 汤类

（1）雪莲5克，枸杞子、红花各2克，水煎服。每天2次。适用于妇女月经不调，痛经及痛经引起的腰背痛，小腹冷痛。

（2）雪莲5克，红枣30克，枸杞子10克，炖鸡肉食用。适用于因寒湿引起的胃寒、胃痛等症。

（3）雪莲6克，党参12克，炖鸡服。适用于妇女崩漏。

（4）雪莲6克，装入纱布袋内扎口，老母鸡1只，加水文火炖1.5小时，滤出药液约100克，每饮30~40毫升；或雪莲5克，枸杞子5克，肉苁蓉2克，锁阳2克，鸡肉，炖熟调味。可调经补血，滋阴补肾。

（5）雪莲5克，党参15克，肉苁蓉10克，红花5克，鸡肉1 000克，煲汤调味；或雪莲30克，当归、黄芪、党参各10克，鸡1只，煲汤调味。可补肾助阳，调补冲任。适用于肾阳虚之不孕。

（6）雪莲乳鸽煲：雪莲10克，枸杞子10克，肉苁蓉10克，山药150克，乳鸽1只，葱白50克切段，姜丝、料酒少许，盐、酱油适量，煲汤调味。可补肾益精，养肝明目，抗衰老。

3. 酒类

（1）雪莲6克，当归、枸杞子各3克，水煎服；或雪莲15克，冬虫夏草6克，白酒2 000毫升，泡1月；抑或雪莲20克，鹿茸5克，冬虫夏草2克，枸杞子20克，红花10克，冰糖适量，白酒2 000毫升，浸泡15天即可饮用，每天早晚各服1次，每次10~20毫升。适用于主治肾虚引起的性功能衰退、阳痿。

（2）雪莲20克，枸杞子、红花各10克，白酒2 500毫升，密封浸泡15天饮用。每天2次、每次10~20毫升。适用于风湿及类风湿性关节炎、肩周炎及老年性腰腿痛。

（3）雪莲15克，加白酒或黄酒100毫升，泡7天，每服10毫升，每天2次；或雪莲15克水煎服，每天2次，连服数天。适用于妇女少腹冷痛、闭经、胎衣不下等症。

（4）雪莲50克切段，白酒500毫升，浸泡10天，每次10毫升，每天2次；或用雪莲注射液肌肉注射，每次2～4毫升。可祛风除湿，适用于风湿痹痛，关节屈伸不利。

（5）雪莲1朵，红花10克，40～50度白酒150毫升，置容器内浸泡1天后即可，外用涂擦患处。适用于治跌打损伤、外伤等。

4. 散剂　雪莲全草1～1.5克，研末冲服，每天3次。可祛寒化痰。适用于肺寒咳嗽、痰多、色白。

5. 其他

（1）雪莲6～12克，生吃或水煎服。适用于雪盲，牙痛。

（2）雪莲适量，捣烂敷患处。适用于外伤出血。

（3）面膜：

1）雪莲粉25克，鲜芦荟汁20毫升，黄瓜汁30毫升，生鸡蛋1只，面粉10克，砂糖5克，香精少许。调匀敷面，经40～45分钟，敷面膏就会干燥，结膜。这时以清水轻轻地将膏体洗掉，每周1次。适用于雀斑、黑斑，还适用于冻疮或留有瘢痕的皮肤复原。

2）雪莲粉30克，绿豆粉15克，用少许鸡蛋白调匀，涂斑每天3次，坚持约1个月，可逐渐淡化黄褐斑、肝斑等。

·注意事项·

（1）雪莲具有促进子宫收缩作用，故孕妇忌服。

（2）由于雪莲中含有疗效好而毒性较大的秋水仙碱，所以在用雪莲花泡酒。主治风湿性关节炎和妇科病时，切不可多服。

·储藏方式·

阴凉干燥处冷藏。

第五章 其 他

一、珍珠（粉）

·来源·

珍珠为珍珠贝科动物马氏珍珠贝、蚌科动物、三角帆蚌或褶纹冠蚌等双壳类动物受刺激形成的珍珠。

·产地·

（1）海水养殖珍珠主产于广西壮族自治区的合浦县、北海、广东的雷州半岛以及海南的三亚等地。

（2）淡水养殖珍珠主产黑龙江、安徽、江苏及上海等地。

·形态·

（1）天然珍珠呈圆球形、椭圆形、不规则的球形或长圆形，直径1～6毫米。表面类白色、黄白色、浅粉红色、浅蓝色等，光滑或微有凹凸，具特有的彩色光泽；作过装饰品的珍珠，中央多数有穿孔；质坚硬，难破碎，断面呈层状。

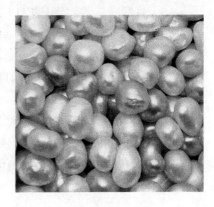

（2）养殖珍珠形状与天然珍珠相似，但表面光泽较弱，断面中央有圆形的砂粒或石决明碎粒，表面有一薄的珍珠层。入药仅用珍珠层。

·辨别要点·

1. 综述

（1）分类：淡水珍珠粉（无核）药用价值高，海水珍珠粉（有核）装饰价值高。

（2）肤感：好的珍珠粉越细越好。取一点，在手背轻轻按摩，好的珍珠粉可以自然吸收。如果感觉粗糙，这种珍珠粉内服无法吸收（副反应大），外用伤害皮肤。

（3）口感：好的珍珠粉，无异味，味道醇厚，或有淡淡腥味。

（4）外观：粉末色泽洁白均匀，不含杂质。

2. 真伪鉴别

（1）假珍珠粉：假珍珠粉一般是用碱水和石灰将蚌壳加温，然后除去表层的黑衣，通过粉碎、筛、包装而成。

1）质地：用手指蘸取少量粉末，展开，在阳光或灯光下仔细观察，可以发现有明显闪光，这是云母假冒，长期服用，云母会在胃中黏结。

2）色泽：明显白于纯珍珠粉。这种假珍珠粉内加杂有水解动物蛋白粉。

（2）劣质珍珠粉：

1）质地：此粉主要原料是加工珍珠首饰时钻孔钻下来的粉末，掺入滑石粉而成。

2）色泽：偏黄，这主要是钻孔时高温发热所引起的。

3）气味：服用时口感有焦味或臭味。

（3）真假珍珠的鉴别（表11）

·性味与功能·

1. 性味　味甘、咸，性寒。归心、肝经。

2. 功能　安神定惊，清肝明目，解毒生肌。

·药理作用·

珍珠里含有大量的微量元素，有抗氧化、增强肌肤活性、清热排毒等作用，而且还可以抑制脂褐素形成和清除自由基，起到美容养颜、解毒生肌的作用。在提高免疫力、延缓衰老、祛斑美白、补充钙质、促进睡眠等方面都具有独特的作用。

表11 真假珍珠鉴别

鉴别方法	真珍珠	假珍珠
手感法	手摸爽手、凉快,有冰冷感	手感有滑腻感,无冰冷的感觉
牙咬法	牙咬无光滑感,常有凹凸感、沙感	牙咬有光滑感,用力咬涂层局部脱落
直观法	具有自然的五彩光,在一串项链中,其大小、形状也会有差异	形状多为球形,虹彩、光泽非常统一
嗅闻法	轻度加热无味,嘴巴呼气,表面呈汽雾状	轻度加热有异味,嘴巴呼气有水气
放大观察法	表面有纹理,能见到钙结晶	只能看到蛋壳样的较均匀的涂层
弹跳法	将珍珠从60厘米高处掉在玻璃上,反跳高度35厘米	同样条件下,仿珍珠的反跳差
溶液浸泡法	当放入丙酮溶液中,光彩如常	同样条件下,只需1分钟,光泽全失
烧灼法	灼烧时,珍珠表层完好,延至2分钟,有爆裂声,用指甲刮时出现珠层脱落,具光泽易变粉	仿珍珠出现火光,呈黑色,如锅底状,水洗后表面脱落,露出珠核
偏光镜观察	几乎全透光或半透光	透明层不是一个均匀的圆环体
察孔法	观珠孔处,因质硬在钻孔处显得锐利些	质软、孔口处会出现凹隐情况
其他方法	珍珠相对密度在2.73左右,并溶于盐酸	密度明显差异,与盐酸无反应
划痕	将珍珠在玻璃上摩划时,有珍珠粉条痕	无条痕
刀刮	用刀轻轻地刮珍珠后,用棉布或手拭去后感觉没有损坏珍珠	刮下来的只是一层皮
火试	火烧后,可发现呈层片状破裂,晶莹闪光,有爆裂声	火烧后成碎粒或焦糊状

·用法与用量·

1. 茶饮

(1)珍珠养神益颜茶:珍珠粉2克,绿茶3克,做茶饮。可养血安神,镇心定惊,润肤悦颜。适用于皮肤多皱;中老年知识分子、脾气暴躁中青年妇女;居住于海滨、高山、南方皮肤较黑者;有心悸失眠、头晕目眩、皮肤感染、肝大目赤等症者。

(2)珍珠白蜜润肤茶:珍珠粉2克,蜂蜜30克,做茶饮。可养颜益智,滑肠通便,润肤悦颜。适用于大便干结、颜面多斑、脸有色斑、皮肤干燥、颜面无华、失眠多梦、心悸怔忡、情绪不稳、头晕健忘及海滨、高山、南方地区较强日照区者。

2. 其他

(1)面膜:

1)水果珍珠粉面膜:将苹果、梨等水果在擦板上擦成果泥,加入面粉,水和0.3克珍珠粉,拌匀敷面。可改善毛孔粗大,营养肌肤,美容养颜。

2)蜂蜜珍珠面膜:蜂蜜15克,珍珠粉2克,拌匀敷面。适用于皮肤粗糙,美容养颜。

3)芦荟珍珠粉面膜:芦荟汁10毫升,面粉10克,珍珠粉0.15克拌拌成糊状,拌匀敷面。可紧致皮肤,美容养颜。

4)蛋清珍珠粉面膜:2个鸡蛋的蛋清,珍珠粉2克,拌匀敷面。或另加脱脂奶粉5克与蜂蜜10毫升混合也可。可光滑皮肤,增加皮肤弹性。

5)珍珠粉杏仁面膜:杏仁油10毫升,珍珠粉0.15克,蛋黄1个,拌匀敷面。适用于皮肤干燥者。

6)蜂蜜番茄珍珠粉面膜:番茄汁15毫升,蜂蜜5毫升,面粉5克,拌匀敷面。可润滑肌肤,补充肌肤营养。

7)珍珠粉香蕉面膜:1根香蕉捣泥,奶油10克,珍珠粉0.3克,浓茶水15毫升,拌匀敷面。适用于面部油脂分泌旺盛,也可清洁肌肤。

(2)眼膜:

1)维E珍珠粉眼霜:维生素E胶丸2粒挤破后与0.15克珍珠粉混合敷眼。可改善松弛的皮肤,消除眼袋和黑眼圈,让眼圈肌肤更加滋润。

2)酸奶皮珍珠粉眼膜:取脱脂奶粉2大匙,加入开水适量,在微火上煮5~10分钟,放置2~3天,牛奶发酵微酸,将表面凝固的奶皮小心取下,取0.3克珍珠粉匙在眼周散敷,再敷奶皮即可。可滋润眼周肌肤,使皮肤增加弹性。

3）植物油珍珠眼膜：取纯粹天然植物油（橄榄油、杏仁油等均可）1匙，与0.15克珍珠粉调和，薄敷于眼睛四周。可以使眼圈肌肤饱满滋润，眼皮光滑而又富有弹性。

4）珍珠冰袋去眼袋法：取珍珠粉1匙均匀敷在眼周，用冰袋在两个眼部作冷敷，约30分钟后，眼袋即可消除。

（3）每天早上，清洁脸部后涂上日常护肤霜。用粉扑蘸取适量珍珠粉均匀扑于面部，保持即可。

（4）每次将少量珍珠粉与润肤霜或防晒霜调和。用五点法敷于面部。可美白。

（5）临睡前，彻底清洁皮肤。在长青春痘处抹上水和珍珠粉，以盖住痘痘为准，保留至清晨。可祛痘。

（6）早餐和临睡前舌下含服或用温开水吞服0.3～0.6克的珍珠粉。

（7）早餐和临睡前将0.3～0.6克的珍珠粉倒入牛奶中，调匀后饮用。

·**注意事项**·

以下患者忌用：

（1）血压极低者。

（2）使用洋地黄类药物者。

（3）肾功能不全者。

（4）胃酸缺乏型胃病者。

（5）缺铁性贫血者。

（6）膀胱癌患者。

·**储藏方式**·

阴凉干燥处冷藏。

二、天　麻

·**来源**·

天麻为兰科植物天麻的干燥块茎。

·**产地**·

天麻产于四川、云南、贵州等地。

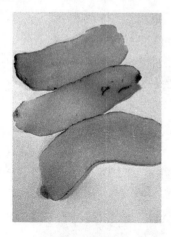

·形态·

为类圆形,长条形或不规则的切片,有的边缘呈波状,表皮黄白色至淡黄棕色,有的可见皱纹及由潜伏芽形成的环纹残余。

·辨别要点·

1. 综述　切面黄白色至淡棕色,可见颜色稍淡的筋脉小点,角质样,半透明,质地坚脆。嚼之略带黏性。

2. 分类鉴别　天麻可在冬、春采挖,有"冬麻"和"春麻"之分。

(1)冬麻:皱纹细而少,外观饱满,色黄白,半透明;体厚而坚实,不易折断;断面平埋,角质样,无空心,品质稍好。

(2)春麻:皱纹粗大,多殖留有不完剌的茎基,外皮多未去净,色灰褐;体轻、质松泡,易折断;断面常中空,品质稍差。

3. 真伪鉴别

(1)外形:真品天麻为长椭圆形,略扁,皱缩而弯曲,一端有残留茎基,红色或棕红色,俗称"鹦哥嘴",另一端有圆形的根痕;表面黄白色或淡黄棕色,半透明,常有浅色片状的外皮残留,多纵皱,并可见数行不甚明显的须根痕排列成环;质坚硬,不易折断。

(2)色泽:天麻以色黄白、半透明、肥大坚实者为优;色灰褐、体轻、断面中空者为次;其断面略平坦,角质黄白色或淡棕色,有光泽。

(3)口尝:放口中嚼一下,较脆,有黏性。

(4)其他:

1)天麻识别时除注意"鹦哥嘴"(茎基痕)、"环节"(须根痕)、"凹脐"外,可将天麻、隔水蒸后,嗅其有腺臭(马尿)气味者为真品。

2)天麻以色黄白、半透明、肥大坚实,外观整齐、成色好、无创伤者为优;色灰褐、体轻、断面中空者为次。

3)辨别真假天麻的口诀:天麻长圆扁稍弯,点状环纹十余圈;头顶茎基鹦哥嘴,底部瘢痕似脐圆。

·药理作用·

天麻具有镇静、镇痛、抗惊厥、保护脑神经细胞、增加冠状血管流量、降低血压、减慢心率、抗血栓、改善微循环、明目、增强记忆力的作用。

·性味与功能·

1. 性味　味甘,性平。归肝经。

2. 功能　息风止痉,平抑肝阳,祛风通络。

·用法与用量·

1. 粥类

(1)天麻猪脑粥:天麻10克,猪脑1个,粳米250克,煮粥调味。每天晨起,服用温热粥1次。或天麻,猪脑煲汤调味也可。可平肝息风,行气活血。适用于高血压、动脉硬化、梅尼埃病、头风所致的头痛等症。

(2)天麻竹沥粥:天麻10克,粳米100克,竹沥30克,白糖适量,煮粥调味。适用于肝风痰热的痫症(发作前常觉眩晕头痛、胸闷乏力、心烦易怒,发作时突然昏仆、神志不清、抽搐吐涎,移时渐苏、醒后如常人)。

2. 汤类

(1)天麻炖土鸡汤:土鸡半只,天麻10克,红枣10颗,枸杞子20颗,煲汤调味。可补脑安神,养血。

(2)天麻鲤鱼汤:天麻25克,鲜鲤鱼1 500克,川芎10克,茯苓10克,煲汤调味。可平肝息风、定惊止痛,行气活血。适用于虚火头痛、眼黑肢麻、神经衰弱、高血压、头昏等症。

(3)天麻枸杞汤:天麻25克,猪瘦肉200克,枸杞子12克,煲汤调味。可养肝补神。适用于各种失眠、头晕等症的辅助食疗。

3. 散剂　天麻粉10克,温开水送服。每天1次,连续服用1月。可益气力,轻身,延年益寿。

4. 丸剂　天麻25克,全蝎(去毒,炒)50克,天南星(炮,去皮)25克,白僵蚕(炒,去丝)10克,共研为细末,酒煮面糊为丸,如天麻子大。1岁幼儿每服10～15丸。荆芥汤下,此药性温,可以常服。适用于治小儿诸惊。

5. 其他

(1)天麻蒸鸡蛋:天麻粉6克,鸡蛋1个。将鸡蛋一头开1小孔,灌入天麻粉,用浸湿的白纸沾贴住鸡蛋上的小孔,孔向上放入蒸笼内蒸熟,去壳食用鸡蛋和天麻粉。早晚各食服1次,10天为1个疗程;停服2天再服天麻粉蒸鸡蛋,连服3个疗程。适用于辅助治疗痔疮脱肛,子宫脱垂。

（2）鲜天麻蒸猪肉：鲜天麻100克,瘦猪肉1 000克,蒸熟调味。适用于缓解梅尼埃病。

· 注意事项 ·

（1）天麻中毒剂量是每次40克以上,不宜大剂量,但可久服。

（2）血液衰少及非真中风者忌用。

· 储藏方式 ·

阴凉干燥处冷藏。

三、茯 苓

· 来源 ·

茯苓为多孔菌科真菌茯苓的干燥菌核。

· 产地 ·

茯苓主产于安徽、湖北、河南、云南、贵州、四川;山西、浙江、福建等地亦产。栽培茯苓以安徽大别山区产者最佳,习称"安茯苓";野生茯苓以云南产者最优,习称"云茯苓"。

· 形态 ·

茯苓加工为规则或不规则形的片状或块状,白色至类白色。

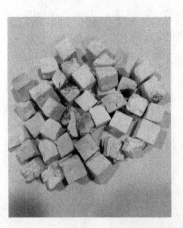

· 辨别要点 ·

1. 综述　表面略粗糙或平坦,质地较坚硬,嚼之黏牙。以体重坚实、外皮色棕褐、皮纹细、无裂隙、断面白色细腻、黏牙力强者为佳。

2. 真伪鉴别

（1）水泡：最好是放在锅里边煮边泡。伪品茯苓很快就散开,化掉;真品茯苓形状不变。

（2）口尝：真品茯苓黏牙;伪品茯苓则

跟粉笔差不多,有一些是用胶水粘的,很脆。

（3）划痕

1）在水泥地上用力画,真品茯苓不会有痕迹,伪品茯苓会划出一条白线。

2）真品茯苓用指甲刮,无粉尘脱落,伪品用指甲刮后,有粉尘掉落。

（4）显微镜下观察：伪品茯苓可见表面色泽略有不均匀,偶见霉斑,气微,入口尝略有甜味,普通光学显微镜下水装片可见菌丝和淀粉粒,淀粉粒较小而不规则,取少许粉末滴加稀碘液变淡蓝色；真品茯苓一般较伪品茯苓断面更加细腻,嚼之味淡,粉末在光学显微镜下可见大量菌丝,无淀粉粒,滴加稀碘液无明显颜色变化。

· **药理作用** ·

茯苓含茯苓多糖、葡萄糖、蛋白质、氨基酸、有机酸、脂肪、卵磷脂、腺嘌呤、胆碱、麦角甾醇、多种酶和钾盐等成分。具有增强免疫力、抗肿瘤、利尿、镇静保护肝脏、抑制溃疡的发生、降血糖、抗放射等作用。

· **性味与功能** ·

1. 性味　味甘、淡,性平。归心、肺、脾、肾经。

2. 功能　利水渗湿,健脾,宁心。

· **用法与用量** ·

1. 茶饮　茯苓25克,陈皮5克,水煎做茶饮,饮服时加入生姜汁10滴。可健脾胃。适于妊娠呕吐。

2. 汤类　茯苓15克,淮山药12克,谷芽、麦芽各30克,鲜、干鸭胗各1个,煮汤饮服。适用于治疗小儿消化不良,不思饮食。

3. 粥类

（1）茯苓、薏苡仁各25克,陈皮5克,粳米适量,煮粥食。适用于治疗小儿脾虚泄泻,小便不利。

（2）茯苓15克,栗子25克,大枣10个,粳米100克。加水先煮栗子、大枣、粳米,茯苓研末,待米半熟时徐徐加入,搅匀,煮至栗子熟透,糖调味食。可补脾利湿,止泻,益脾胃。适用于脾胃虚弱,饮食减少,便溏腹泻。

（3）茯苓、麦冬各15克,粟米100克,粟米加水煮粥；二药水煎取浓汁,待米半熟时加入,一同煮熟食。可养阴安神,除烦热。适用于心阴不足,心胸烦热,惊悸失眠,口干舌燥。

4. 酒类　茯苓60克,大枣20枚,当归12克,枸杞子12克,白酒1 500毫升,将上药切碎装瓦坛内,倒入白酒、密封浸泡15天,每隔3天振摇1次。每天饮服1~2次,每次10~15毫升。适用于气血虚弱、阴阳两亏所出现的腰酸、腿软、体倦乏力、遗精阳痿、须发早白、心悸失眠、食欲减退等患者。

5. 膏类　茯苓膏:白茯苓500克,白蜜1 000克,先将白茯苓研为细末,以水漂去浮者,取下沉者,滤去水,再漂再晒,反复3次;再为细末,拌白蜜和匀,加热熬至滴水成珠即可,然后装瓶备用。每天2次,每次12~15克,白开水送服。适用于老年性水肿,肥胖症,预防癌肿。

6. 其他

（1）茯苓、薏苡仁、白面粉各30克,白糖适量,研成细末和匀压成饼,蒸熟。适用于小儿食用,有和脾胃之效。

（2）茯苓鸡肉馄饨:茯苓50克,鸡肉适量,面粉200克,茯苓研为细末,与面粉加水揉成面团,鸡肉剁细,加生姜、胡椒、盐做馅,包成馄饨,煮食。可补气健脾利湿。适用于脾胃虚弱,呕逆少食,消化不良。

·注意事项·

（1）肾功能不全者慎用。

（2）阴虚而无湿热、虚寒精滑、气虚下陷者慎用。

·储藏方式·

置阴凉干燥处,防潮。

四、三　七

·来源·

三七为五加科植物三七的干燥根和根茎。

·产地·

三七主产于云南文山壮族苗族自治州,广西壮族自治区的田阳县、靖西市、百色市等地。

·形态·

三七主根呈类圆锥形或圆柱形,长1~6厘米,直径1~4厘米;表面灰褐色或灰黄色,有断续的纵皱纹和支根痕;顶端有茎痕,周围有瘤状突起。体重,质坚实。

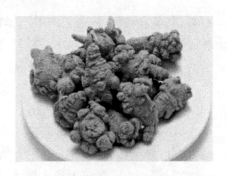

· 辨别要点 ·

1. 综述

(1)断面灰绿色、黄绿色或灰白色,木部微呈放射状排列。气微,味甘、微苦。

(2)识别时,将三七粉末放入少量猪血内,即可发现猪血化成水状,这主要是三七所含皂甙成分的溶血作用。

(3)三七生产年限3～5年为最好,原粒三七表面疙瘩越多质量越好,头数是按照500克多少头来分规格,头数数字越小越好。

2. 分类鉴别　三七分春七、冬七,这与它的采收时间有关。

(1)春七:在花期摘除了花苔,营养成分全部供给根部,块根就长得比较好,有效成分含量自然就高。外观比较饱满健壮,内在坚实不空泡。

(2)冬七:不摘除花苔,花在结果和成熟的过程中,吸收大量的营养成分,根部吸收到的养分就变少,有效成分含量自然不高。外观干瘪瘦小,内在稀疏泡松。

(3)春七与冬七区别:春七在第三年的9～11月采挖,冬七在次年的1～2月采挖。春七并不是春天采挖的三七,冬七也不是冬天采挖的三七。区别在于是否养过红籽(即结籽)。结籽俗称"养红籽",也就是留种。三七花7、8月份现花蕾。若8、9月采摘花蕾干燥则为三七花;若不采摘,留到11、12月份,三七花就变成了三七种子,俗称"红籽"。冬七是指结籽后采摘的三七;春七是指采摘三七花后采摘的三七。

· 性味与功能 ·

1. 性味　味甘、微苦,性温。归肝、胃经。

2. 功能　化瘀止血,活血定痛。

· 药理作用 ·

三七含有的人参总皂苷,可预防和治疗冠心病、心绞痛、心肌梗死、高血压、高血脂等与血液及心脑血管相关的疾病。除此之外,三七还具有调经养颜、美容祛斑、抗衰老作用,双向调节血糖、降低血脂、胆固醇、抑制动脉硬化、止血和活血的作用,镇静、安定与改善睡眠、提高脑力和体力、抗疲劳、抗肿瘤、抗炎症、保护肝脏等作用。

·用法与用量·

1. 茶饮

(1)三七花青果茶:三七花(3～5朵),适量青果,做茶饮。可清热解毒,护肝,降压,镇静安神。适用于急性咽喉炎,牙疼。

(2)玉米须茶:三七花3克,绿茶3克,玉米须3克,做茶饮。可活血化瘀,清热明目,降糖降脂。可作为夏季日常茶品饮用。

(3)蜂蜜核桃茶:三七粉10克,核桃粉15克,蜂蜜25克,做茶饮。可健脾和胃,收敛止血。适用于脾胃虚寒的胃及十二指肠溃疡出血患者。

2. 粥类

(1)三七菊花粥:三七粉10克,糯米100克,菊花5克,煮粥调味。适用于高脂血症,疏散风热,活血化瘀,降脂。

(2)三七大枣粥:三七粉3克,大枣5枚,粳米100克,冰糖适量,煮粥调味。可补血止血,化瘀清热。适用于崩漏下血及其他出血症。

(3)三七粳米粥:三七粉3克,粳米50克,白糖适量,煮粥调味。可活血散瘀、降脂、减肥。

(4)三七山楂小米粥:三七粉3克,山楂片10克,粟米100克,煮粥调味。可滋肾养肝,化痰降脂,能益脾胃,养肾气,除烦热,利小便,最适早晨饮用。适用于治疗厌食病。

3. 汤类

(1)三七杞子炖乌鸡:乌鸡350克,三七8克,红枣、枸杞子各10克,姜10克,清水1 000克,煲汤调味。可补血活血,消肿止痛。适用于关节痛。

(2)三七炖鸡:取6～10克三七粉炖鸡食用,或取三七粉1～2克与150毫升鸡汤等搅匀食用。可补血、理血、养血、补气,提高人体免疫力。适用于身体虚弱、食欲不振、神经衰弱、过度疲劳、失血、贫血等症;此法对手术后的患者和女性痛经等妇科病有很好的效果。

(3)灵芝三七瘦肉汤:猪肉(瘦)250克,桂圆肉15克,灵芝30克,三七6克,姜5克,调味即可。可养心安神,去瘀止痛。

（4）三七蛋汤：三七粉3克，鸡蛋1个，藕汁20毫升，料酒10毫升，隔水炖即可。适用于治疗气滞血瘀型痛经。

（5）蜜枣牛肉汤：三七15克，蜜枣6粒，枸杞子10克，牛肉400克，葱姜适量，清水1 200克，盐3克，煲汤调味。可补血活血，安中益气，健脾养胃，强骨壮筋。适用于需增强身体免疫力者。

4. **酒类** 山楂（干）30克，黄芪10克，三七10克，白酒500克，泡酒。适于气滞血瘀所致的胸痹胸痛、胁肋疼痛及脂肪肝、高脂血症等患者。

5. **散剂**

（1）三七粉1克，丹参粉2克。每天2次，开水送服。适用于防治冠心病。

（2）三七粉1克，天麻粉2克。每天2次，开水送服。适用于防治高血压。

（3）三七粉1克，决明子粉、荷叶粉、山楂粉各2克。每天2次，开水送服。适用于防治高脂血症、肥胖者。

（4）三七粉、川贝粉各1克。每天2次，开水送服。适用于防治肺心病。

（5）三七粉1克，石斛粉2克，葛根粉5克。每天2次，开水送服。适用于防治糖尿病。

（6）三七粉1克，黄芪粉5克。每天2次，开水送服。适用于防治气虚血瘀。

（7）三七粉1克，西洋参2克。每天2次，开水送服。适用于防治气阴亏虚、瘀血阻络者。

（8）三七粉2克，灵芝粉、西洋参粉、桑葚子粉、枸杞粉、黑芝麻、核桃粉各2克。每天1次，开水送服。适用于防老抗衰。

（9）三七3克，研末。米汤送服。适用于产后血多。

（10）三七3～6克研末。同低度酒（20度以下）白酒调服，每天1次，服3天。适用于防治便血。

（11）三七、地龙、川芎各30克研细末。每次10克，开水冲服，每天3次。适用于治疗顽固性头痛。

6. **其他**

（1）灵芝三七山楂饮：灵芝30克，三七粉4克，山楂汁200毫升，灵芝微火煎汁,加入三七粉和山楂汁即成。适用于益气活血,通脉止痛。

(2)三七川贝炖雪梨:三七15克,川贝母12克,雪梨6个,糯米饭100克,冬瓜100克,冰糖150克,放入梨盅内蒸熟调味。可润肺消痰,降火除热,适用于肺痨咳嗽、干咳、咯血等症。

(3)三七蒸白鸭:鸭1 500克,百合50克,白芥子30克,白果(干)50克,三七5克,姜15克,胡椒粉2克,蒸熟调味。适用于中老年慢性支气管炎,并发阻塞肺气肿。

(4)饮酒前或饮酒后(饮酒前服用效果更佳),温开水送服适量三七粉、中成药三七片或三七胶囊,能保护人体肝脏。适用于防治酒精伤肝。

(5)三七蜜:新鲜三七切片或干三七片泡入蜂蜜中,半月后即成三七蜜。

1)每次取适量温水冲服,或掺入粥中,或取三七片直接嚼食。适用于神经衰弱者,可起到补虚。

2)将三七蜜涂抹在无菌纱布上,敷盖于创面,每天2~3次,每次1小时左右,一般用药3次后疼痛及炎症消失,再敷数次可痊愈。适用于有炎症及分泌物的冻伤、冻疮。

3)用三七蜜涂于烧烫伤创面,能减少渗出液,减轻疼痛,控制感染,促进愈合,早期每天2~3次或4~5次,成痂后改为每天1~2次。适用于治疗烧烫伤。

4)用温水兑三七蜜(比例10∶1)冲洗疮口,再用纯三七蜜浸渍的纱布条敷于创面,隔天换药1次。皮肤、肌肉外伤亦用此法。适用于治疗溃疡,外伤慢性溃疡。

5)美容养颜:将三七蜜用4倍的冷开水稀释均匀,涂在脸上并按摩5分钟。或取三七蜜50克与1只蛋清搅匀,密封于瓶中分次使用(夏天冰箱保存)。适用于治疗面部的干涩、起皱、疖子、痱子、痤疮等症。健康皮肤长期使用,亦是美容保养良方。

(6)面膜:

1)珍珠三七粉面膜:珍珠粉、三七粉、灵芝粉、陈皮粉各5克,加半个蛋白拌匀。均匀涂于面部,20分钟洗掉,即可。适于中年女性面部黄褐斑。

2）三七蜜面膜：适量三七粉与适量蜂蜜，牛奶调和成糊状，直接敷面10～20分钟。可活血润肤、抗衰老，长期敷面可使皮肤光洁、细嫩（敷面期间，再用蜂蜜水内服三七粉3克效果更佳）。适用于面色暗淡、长期面对电脑辐射的人群。

3）三七粉面膜：三七粉5克，当归粉5克，两者用温牛奶调和均匀涂抹到洗净的脸上，15分钟后清水洗净即可。每周1～2次。适用于苍白黯淡无光泽的皮肤。

4）清脂战痘面膜：三七粉5～10克，黄瓜汁适量，调和均匀后涂抹到洗净的脸上，15分钟后清水洗净即可。每周1～2次。适用于皮脂分泌旺盛、有青春痘、成人痘的皮肤。

·**注意事项**·

（1）三七不管生吃还是熟吃每人每天用量以不超过6克为佳，因为人体每天能吸收的三七的量是6～9克，超出部分将被排出体外，发挥不了效果造成浪费。但外伤止血除外。

（2）三七性温活血，初次服用三七粉常会出现口渴、四肢无力的症状，症状轻微，这是由于三七粉的活血功效起作用的表现。所以血热及阴虚有火者不宜单用。

（3）月经期间，不宜服用三七粉，三七粉是第一活血化瘀，月经期间服用，易导致出血过多。

（4）孕期不宜服用三七粉。

（5）血压偏低者，在正常保健使用的时候。可以配合每周2～3次熟吃三七，效果更好。

（6）三七粉性温，风寒感冒期间可以服用。而患风热感冒则不宜服用。

（7）12岁以下儿童不宜长期服用。

（8）服用三七时忌食蚕豆、鱼类、虾类及酸冷食物。

·**储藏方式**·

阴凉干燥处冷藏。

五、西红花

·**来源**·

西红花为鸢尾科植物番红花的干燥柱头，又称藏红花。

·**产地**·

西红花原产于西班牙、荷兰、德国、法国、意大利、希腊、伊朗等国家和小亚细亚地区，印度和日本等国也有栽培。在我国上海、浙江、山东等地有栽培。

·**形态**·

西红花由多数柱头集合成松散线状，柱头3分枝，长3厘米，暗红色；上部较宽且略扁平，顶端边缘显不整齐的齿状，内侧有一短裂隙，下段有时残留一小段黄色花柱；质松软，无光泽，干燥后质脆，易断。

·**辨别要点**·

1. 综述　浸水，可见橙黄色成直线下降，并逐渐扩散，水被染成黄色，无沉淀。

2. 分类鉴别

（1）红花来源于菊科植物红花，它的药用部位是不带子房的管状花，一般长1～2厘米，表面为红黄色或红色，质地柔软，气微香，味微苦。西红花来源于鸢尾科植物番红花，它的药用部位为花柱头，呈线形，3分枝，长约2.5～3厘米，表面为暗红色。而把西红花放到放大镜下观察，

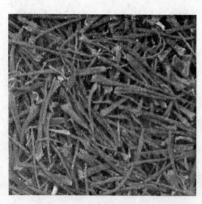

这时就可以看出，西红花花头呈喇叭状，一端有裂缝，另一端有细细的锯齿。如果把西红花放入中，可见橙黄色成直线下降，并逐渐扩散，水被染成黄色，无沉淀。

（2）红花根据《中国药典》规定的用量为3～10克，一般为水煎服之。而西红花的用量仅为1～3克，可以沸水泡服或浸酒。

3. 真伪鉴别

（1）泡水法：真西红花是由花蕊组成，泡在水里，水被染成黄色，无沉淀物，柱头呈喇叭状，有短缝，短时间内针拨不破碎；而假品是其他花的花蕊甚至萝卜切成很细的丝，然后染色而成，泡水后萝卜会变碎，染的色会很快褪色，且水会变成红色或者是橙黄色。

（2）闻味法：真西红花有很浓郁的花香，而假品或者是掺假的货味道就很淡甚至闻不到。

（3）观察法：把西红花放在白纸上，摊开仔细观察，真西红花是花蕊，虽然有的折断了，但每个都是喇叭状的，而用萝卜切成的丝染色的假货就很难达到；或者把西红花放到塑料袋里，晃一下，有的西红花会把黄色的花粉粘在塑料袋上，薄薄的一层浅黄色，很容易辨认，而假货就没有了。

· 药理作用 ·

西红花具有抗血小板聚集，抗血栓形成，降低胆固醇，促进脂肪代谢，美白养颜抗衰老等多种药理作用。

（1）红花性温味辛，具有活血通经，散瘀止痛的功效，常用于经闭，痛经，恶露不行，癥瘕痞块，跌扑损伤，疮疡肿痛；西红花性平味甘，具有活血化瘀，凉血解毒，解郁安神的功效。可用于经闭癥瘕，产后瘀阻，温毒发斑，忧郁痞闷，惊悸发狂。

（2）西红花苷可以提高心脏的耐缺氧能力，能及时促进人体血液循环的血氧供给。在一定程度上降低剧烈运动对心肌细胞的损伤，对心脏有保护作用，常用于冠心病、心绞痛的治疗。在使用西红花后全血液黏度有明显下降。适用于血瘀型冠心病、心绞痛的治疗，不良反应发生率低于其他药物。

（3）小剂量西红花使血压略升而后降，较大剂量使血压持久下降。其可明显预防和治疗脑血栓、脉管炎、心肌梗死、神经衰弱等症状。

（4）西红花可引起子宫节律性收缩，提高子宫的紧张性与兴奋性，大剂量时可出现痉挛性收缩，已孕子宫更为敏感，易引起流产，所以孕妇不能服用。

· 性味与功能 ·

1. 性味　味甘，性平。归心、肝经。

2. 功能　活血化瘀、凉血解毒、解郁安神、美容养颜。

·**用法与用量**·

1. 茶饮　取西红花花丝5～10根,用开水浸泡后饮用,续水3～5次后连同花丝一起服下。

2. 粥类

(1)大米100克,西红花10～20根,加水适量,煮粥,每天1次。适用于气滞血瘀所致的外伤疼痛、慢性肝炎、冠心病、心绞痛、脑卒中后遗症等。

(2)西红花10～20根用开水浸泡,大米100克煮沸后加入西红花水,然后煮成粥即可食用。适用于气滞血瘀所致的外伤疼痛。

3. 汤类

(1)西红花1克,银耳、莲子(去心)、红枣、枸杞子、冰糖、苦瓜片适量。可解郁清心,养阴补血。

(2)西红花炖牛肉:牛肉500克,土豆500克,胡萝卜30克,西红花3克,煮汤调味。可活血,消除疲劳,强壮身体。适用于疲劳过度,产后血瘀血虚,以及跌打损伤。

(3)西红花2克,丹参15克,益母草30克,香附12克,水煎服。适用于治经闭,经痛,产后腰痛。

(4)治月经不调:西红花3克,黑豆150克,红糖90克,水煎服。

4. 酒类

(1)西红花山楂酒:西红花3克,山楂30克,白酒250克,将西红花、山楂共入白酒中,浸泡1周后即可饮用。每次饮15～30克,每天2次。可活血行瘀。适用于血淤型月经过少。

(2)西红花祛风湿酒:生地黄15克,西红花1克,制川乌5克,桑寄生12克,全当归10克,蕲蛇干15克,乌梢蛇干15克,白酒2斤。每天早晚饭前各服1次,每次25克。可活血祛风通络。适用于风湿性关节炎及痛风。

(3)西红花补血酒:熟地黄500克,当归250克,西红花25克,枸杞子250克,佛手25克,桂圆肉250克,松仁250克,茯神100克,陈皮500克,白酒5斤(2 500毫升),浸泡1月后饮用。每天2次,每次50毫升,饭后饮用。适用于气血方虚,失眠多梦人群。

（4）白酒500毫升，西红花1克，浸泡1周常饮。每天3次，每次20毫升。可降低血压、血脂、血糖，调经，活血，祛瘀。适用于清肝热、血瘀血滞、月经不调、产后恶露不尽、跌打损伤、内外出血、肺炎、身体衰弱等患者。除此以外，还可培元健身，护肝利胆壮阳。

5. 散剂 牡丹皮、当归各6克，大黄4.5克，西红花2克，干荷叶6克，研末。调服，每天3次，每次6克开水送下。适用于治产后瘀血。

6. 面膜

（1）西红花0.5克，研成细粉末，蜂蜜1小勺，红酒1小勺，珍珠粉适量。搅拌成糊状，涂于脸上，快干时用温水洗净。然后在脸上用指腹划圈按摩5分钟。可滋润肌肤，细致毛孔。

（2）西红花美白面膜：西红花1克，白芷10克，桃花10克，碾成粉，用蜂蜜调制。可美白养颜。

· 注意事项 ·

（1）孕妇、儿童忌用。

（2）月经期慎用。

（3）有溃疡病及出血性疾病者应慎用，用量（煎服）不宜大，有特别病证的请按照医嘱服用。

（4）过敏者慎用。

（5）药酒用法：

1）服用药酒期间，半小时内严禁抽烟。

2）药酒和白酒绝对不能同时服用，要间隔3小时以上。

3）西药和药酒不能同时服用，要间隔2小时以上或遵医嘱。

4）高血压、心脏病患者要减量15～20毫升。

· 储藏方式 ·

西红花在通风阴凉处放2年没有问题。保存西红花要注意防潮、防光照，这是因为西红花柱头容易受潮发生霉变；而在光照情况下则易发生化学变化，故西红花宜贮藏在干燥的容器内，密闭、置于阴凉干燥处，避光保存。最好是将西红花贮藏在干燥的玻璃瓶内，或将它放入密封的小瓷缸或铁桶内，拧紧瓶盖并用蜡密封后，放于冰箱冷藏室保存。或温度控制在15℃以下，相对湿度不超过70%的储藏环境中。

主要参考文献

李兴广.中医诊断学.北京：化学工业出版社,2016.

陈湘君.中医诊断学.上海：上海科学技术出版社,2013.

国家药典委员会.中华人民共和国药典（一部）.北京：中国中医出版社,2015.

岳桂华,荣秀岩.名老中医用药心得（第二辑）.北京：人民军医出版社,2013.

徐国钧,王强.中草药彩色图谱.福州：福建科学技术出版社,2015.

陈湘君.中医内科学.第二版.上海：上海科学技术出版社,2013.

王国强.中医内科学.北京：中国中医药出版社,2013.

阎玉题.中药图典.第二版.北京：北京科学技术出版社,2011.

项平.中药大辞典.上海：上海科学技术出版社,2012.

主 编 信 息

· **基本信息** ·

陈建华,男,硕士研究生导师,副主任医师,从医近30年。现任中医药大学附属上海市中西医结合医院内科副主任医师、上海市心血管(高血压)专业组委员、上海市科学技术委员会专家库成员、上海市疾病预防控制中心(心血管)高血压防治专家小组成员、上海市虹口区少数民族联合会医学分会副会长。主持各级科研课题多项。与外单位合作获国家自然科学基金项目。已发表专业论文20余篇,主编书籍3本,于各类报纸发表文章20余篇。

· **擅长领域** ·

擅长中西医结合治疗全科疾病,尤其是高血压、头晕、胸闷、心慌、腹胀、浮肿、乏力、失眠、夜尿多、多汗。除此之外,还擅长中医健康调理、治未病等。

· **门诊时间** ·

专家门诊:每周三下午;特需门诊:每周一下午;特需膏方门诊:每周一上午。

主 编 信 息

·**基本信息**·

司静宇,女,中药师。现为北京同仁堂上海黄浦大药房执业中药师及上海济民中医门诊部中药师。

·**擅长领域**·

擅长常用中草药的使用及搭配,日常养生用药的巧用,以及中药处方审方调剂等。